カラーイラスト図解
# 手軽にとれる神経所見

国保旭中央病院　総合診療内科・教育研修部長
塩尻俊明 著

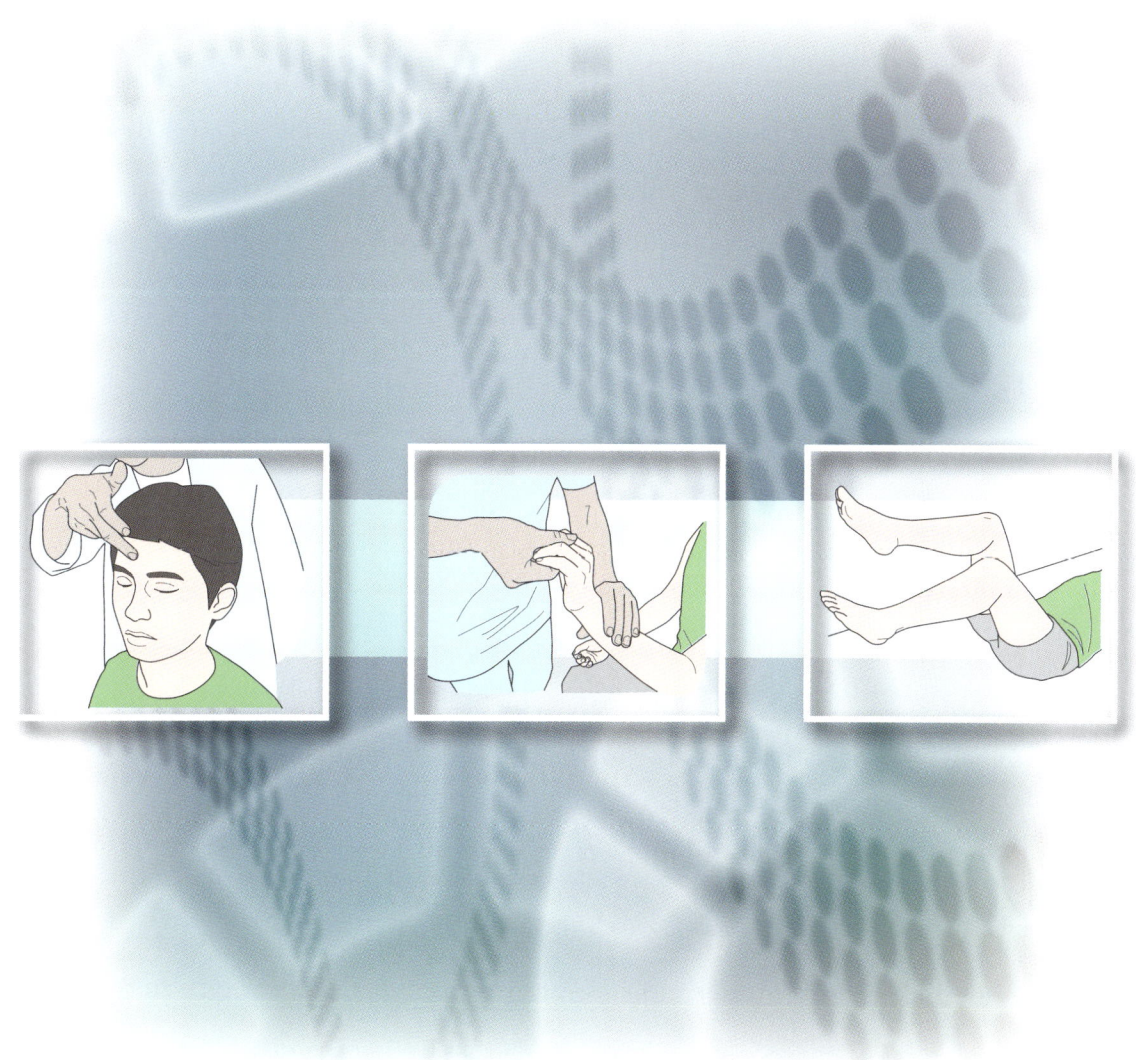

文光堂

# 序文

　神経所見の興味深いところは，解剖学的診断が可能で，病歴と合わせると病態診断までたどり着ける点だと思いますが，「神経はわからないので」という言葉をよく耳にします．苦手意識はどこから来るのでしょうか．おそらく，とるのに時間のかかる神経所見が一因であると思います．では，神経所見をとることができるのは，神経内科医や脳神経外科医だけでよいのでしょうか．以前，筆者が学生のころ憧れていた，舞鶴市民病院にいらっしゃったDr. Willisは，「内科医として神経所見と皮膚所見がしっかりとれた方がよい」と仰っていました．確かに，異常な神経所見に出くわしたときに，それが何を意味するかまで判断するには，トレーニングが必要でしょう．しかし，専門医ではなくても，必要なときに神経所見をとることができ，正常ではないと気づくことができることが出発点であると思います．初期臨床研修制度が始まり，様々な科をローテートする研修が行われるようになった現在，研修医の皆さんにとっても，神経所見をしっかりととり，適切に専門医にコンサルテーションすることが必要です．また，総合診療を目指す若手医師の皆さんにとっても，神経所見は身につけるべきスキルだと思います．

　本書は，月刊誌「臨床研修プラクティス」2009年4月号から2010年1月号まで全10回にわたって掲載した連載「初期研修医でもとれる神経所見」に，大幅な加筆・修正を加えて単行本化したものです．神経所見について書かれた優れた成書はたくさんありますが，この本はなるべくイラストを使い，実際のベッドサイドでのイメージが湧くように書いたつもりです．単行本化に当たって改良した点は，読者が更に便利に本書を用いることができるように，雑誌掲載時よりもイラストを拡大するとともに，イラスト内容に修正を加えたこと，その所見に異常があった場合にどんな疾患や病態が考えられるかを"この診察でわかること"として，診察法ごとにまとめた欄を新設したこと，救急外来での神経診察法の章を新たに加えたことなどで，その他細かく加筆や文章の見直しを行っております．

　この本が，初期研修医の皆さんや総合診療を目指す若手医師の皆さんの日常のトレーニングに少しでも役に立てばと思っています．また，多くの方の神経所見の苦手意識克服の第一歩につながることを期待して，本書の序文といたします．最後に，私のわがままに懇切丁寧に対応していただいた文光堂の佐藤真二氏と編集スタッフの皆さまにはこの場をお借りして深謝いたします．

平成22年12月

塩尻俊明

# CONTENTS

## 1 髄膜徴候のみかた　　1
- 意外と知られていない，でも簡単な髄膜徴候〜 eyeball tenderness　　1
- もう1つ簡単にできる髄膜徴候〜 jolt accentuation　　1
- 髄膜徴候として有名な項部硬直　　2
- Kernig徴候　　4
- Brudzinski徴候　　5

## 2 眼のみかた　　6
- 視力・視野はじっくりと　　6
- 眼裂の左右差〜見つけよう！ Horner症候群　　9
- 瞳孔，対光反射　　10
- 輻輳調節反射〜患者も研修医も難しい？　　11
- 眼　位　　12
- 眼球運動　　14

## 3 顔・耳・飲み込みのみかた（1）　　18
- 顔面の感覚〜簡単な解剖を覚えておけば理解もしやすい！　　18
- 角膜反射　　20
- 開　口　　21
- 顔面の麻痺〜末梢性と中枢性の区別をしよう！　　21
- Myerson徴候〜研修医でもできるParkinson病のスクリーニング　　23
- 聴力〜ベッドサイドでもスクリーニング！　　23

## 4 顔・耳・飲み込みのみかた（2）　　26
- 救急外来で必ず出遭う眼振　　26
- 軟口蓋のみかた　　32
- 病棟で必要になる嚥下のみかた　　33
- 構　音　　34
- 舌　　35

## 5　手・足のみかた（1）　36
- 視　診　36
- 不随意運動　38
- 筋トーヌスの異常　39
- 上肢における錐体路徴候　41

## 6　手・足のみかた（2）　43
- 上肢筋力検査　43
- 上下肢協調運動　48

## 7　手・足のみかた（3）　52
- 下肢の視診　52
- 筋トーヌスの異常　54
- Lasègue徴候　56
- 錐体路障害のスクリーニング　57
- Hoover徴候〜ヒステリー性の片麻痺を見抜け！　58
- 下肢の徒手筋力テスト　59

## 8　歩行・体性感覚のみかた　62
- 歩行の視診　62
- 体性感覚のみかた　65

## 9　反射のみかた　75
- 腱反射　75
- Babinski徴候　84

## 10　意識・高次機能のみかた　　　　　　　　　　　　86

- 意識障害　　　　　　　　　　　　　　　　　　　　86
- 失語〜優位半球の症状　　　　　　　　　　　　　　90
- 失　行　　　　　　　　　　　　　　　　　　　　　92
- 失認〜劣位半球の症状　　　　　　　　　　　　　　93
- 記憶障害　　　　　　　　　　　　　　　　　　　　94

## 11　5分でできる神経学的所見　　　　　　　　　　　96

- 視　野　　　　　　　　　　　　　　　　　　　　　96
- 瞳孔，対光反射，眼位，眼球運動，眼振　　　　　　97
- 顔面の感覚　　　　　　　　　　　　　　　　　　　99
- 顔面の運動　　　　　　　　　　　　　　　　　　　99
- Myerson徴候　　　　　　　　　　　　　　　　　100
- 聴　力　　　　　　　　　　　　　　　　　　　　100
- 口蓋垂，軟口蓋　　　　　　　　　　　　　　　　100
- 構　音　　　　　　　　　　　　　　　　　　　　101
- 舌　　　　　　　　　　　　　　　　　　　　　　101
- 上肢の検査　　　　　　　　　　　　　　　　　　101
- 指鼻試験　　　　　　　　　　　　　　　　　　　103
- 歩　行　　　　　　　　　　　　　　　　　　　　103
- 下肢の検査　　　　　　　　　　　　　　　　　　104
- 膝踵試験　　　　　　　　　　　　　　　　　　　104
- 体性感覚　　　　　　　　　　　　　　　　　　　105
- 反　射　　　　　　　　　　　　　　　　　　　　105
- 優位半球のスクリーニング　　　　　　　　　　　107
- 劣位半球のスクリーニング　　　　　　　　　　　107

## index　　　　　　　　　　　　　　　　　　　　109

# 1 髄膜徴候のみかた

髄膜徴候として，項部硬直は有名ですが，実際に臨床現場で行ってみると意外に難しいことを実感している研修医の皆さんも多いかと思います．この頸が硬いのかどうか，言葉で知っていても実際の診断は難しいものです．

それでは，髄膜徴候について話を進めていきましょう．

## 意外と知られていない，でも簡単な髄膜徴候～eyeball tenderness

坐位でも臥位でもかまいません．患者に閉眼してもらい，**図1a**のように示指と母指で軽く眼球を圧迫します．決して強く圧迫してはいけません．痛みを訴えた場合を陽性とします．強く押せば正常の場合でも鈍痛を感じます（**図1b**）．なお，事前に緑内障がないことを必ず確認してください．また，頭痛の原因として緑内障が否定できない場合は，決して行ってはいけません．それと，この徴候は質問に答えられることが前提です．意識障害，失語，認知症の患者や小児では質問に正確に答えられないので適しません．

当院で頭痛と発熱を主訴に救急外来を受診した44例を検討したところ，感度81.8％，特異度100％でした．少数例での検討ですが，頭痛，発熱を主訴に来院した患者でeyeball tendernessが陽性なら，腰椎穿刺検査の禁忌がないかぎり，髄液検査をした方がよいと思われます．

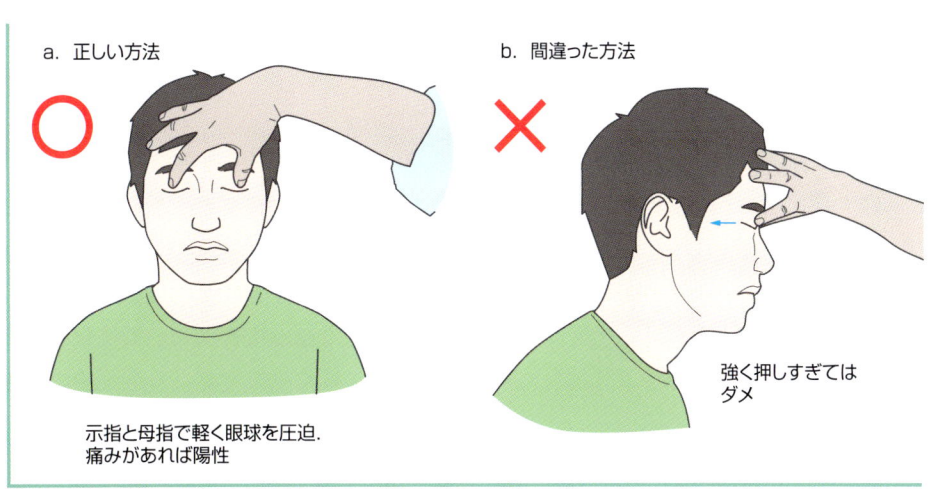

**図1** eyeball tenderness

## もう1つ簡単にできる髄膜徴候～jolt accentuation

頭をブルブルと左右に素早く振ることで頭痛が増強した場合を陽性とします．**図2**に示すように，1秒間に2～3回程度，左右に素早く頭を振ります．この徴候は，1991年に当院で行われた髄膜炎を対象にした臨床研究から論文として発表されています．JAMAなどにも引用されていて広

く知られています．特異度は60％，感度は97.1％でした．ということは，陰性なら髄膜炎をほぼ否定できるという徴候です．実際に行ってみると感冒の患者でも陽性になるなど，確かに特異度には問題があるようです．

　そうは言っても簡便さと熟練の必要性がない点，禁忌がないことなど，患者に指示が伝わりさえすれば非常に有用な検査法と思われます．

　jolt accentuation と eyeball tenderness は，研修医の皆さんでも容易にできる髄膜徴候検査なので，組み合わせてやってみるのもよいかもしれません．

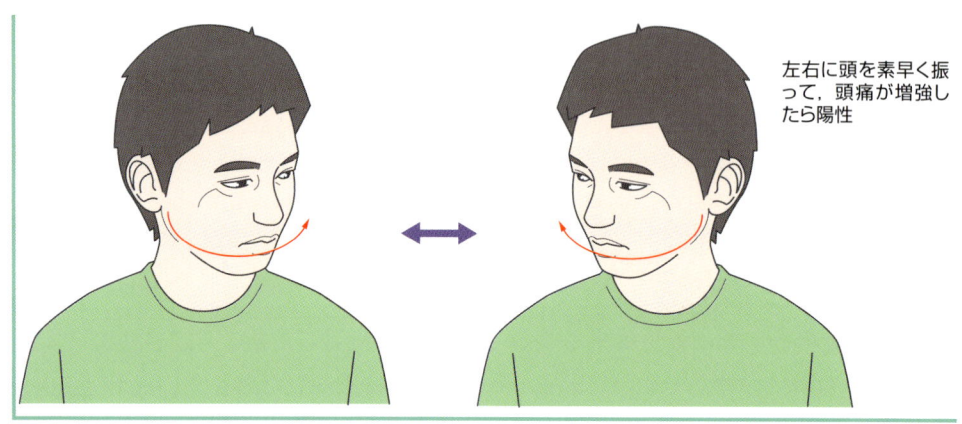

図2 ▶ jolt accentuation

左右に頭を素早く振って，頭痛が増強したら陽性

## 髄膜徴候として有名な項部硬直

　患者に仰臥位になってもらい，枕を外し，検者は患者の後頭部に両手を当て（図3a），頭部をゆっくり持ち上げて前屈させ（図3b），頸部の抵抗をみます．正常であれば下顎が胸につくまで前屈が可能で（図4a），抵抗もありません．前屈時に抵抗を感じたり，下顎が胸につかなかったり，疼痛を訴える場合は陽性とされます（図4b）．大事な点は，頸部を左右に回旋したときには抵抗がないことが前提ということです（図5）．化膿性髄膜炎やクモ膜下出血の場合は強い抵抗を感じますが，ウイルス性の髄膜炎では，途中まで抵抗なく前屈し，最後に軽く抵抗を感じる程度のこともあります．

　項部硬直の利点は，前述の eyeball tenderness や jolt accentuation など，患者に指示が伝わらないと施行できない検査に比べて，意識混濁のある患者に対しても行えることです．検者は，項部硬直を感じることができ，疼痛に関しても，患者は顔をゆがめたりするので表情を観察することで可能となります．ただ，実際には，項部硬直は何度か症例経験を積まないと研修医の皆さんにとってはわかりにくいようです．特異度は68％ですが，感度は30％にすぎず，項部硬直がなくても髄膜炎を否定できない点は注意を要します．

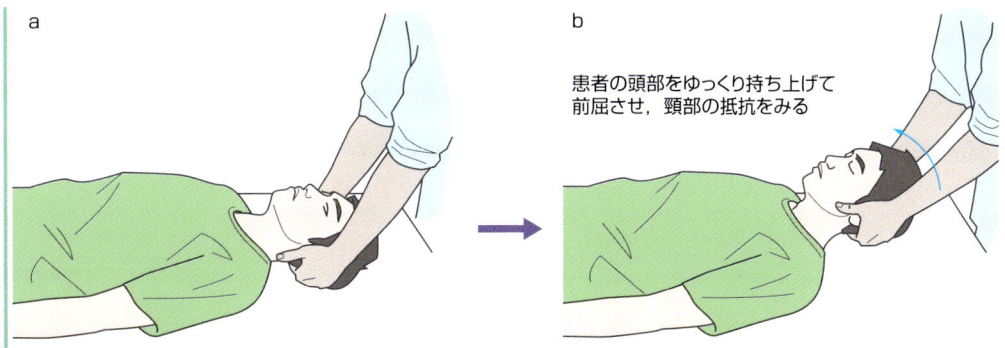

図3 項部硬直をみる方法

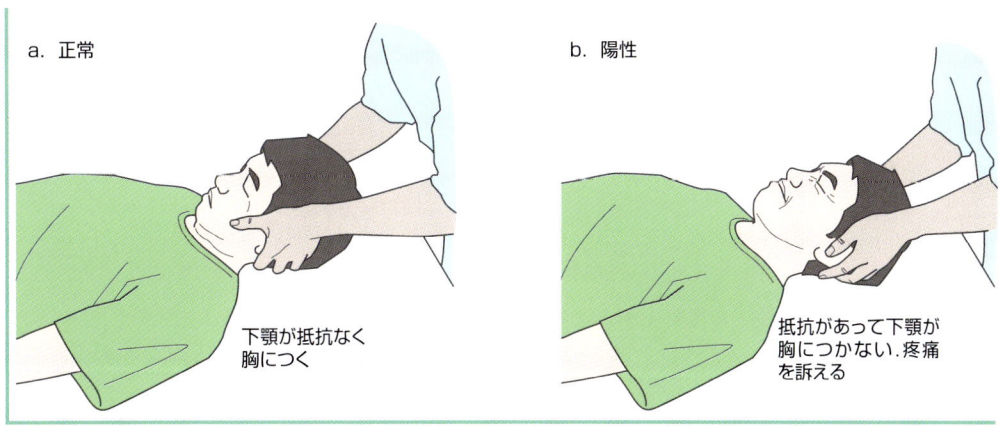

図4 項部硬直

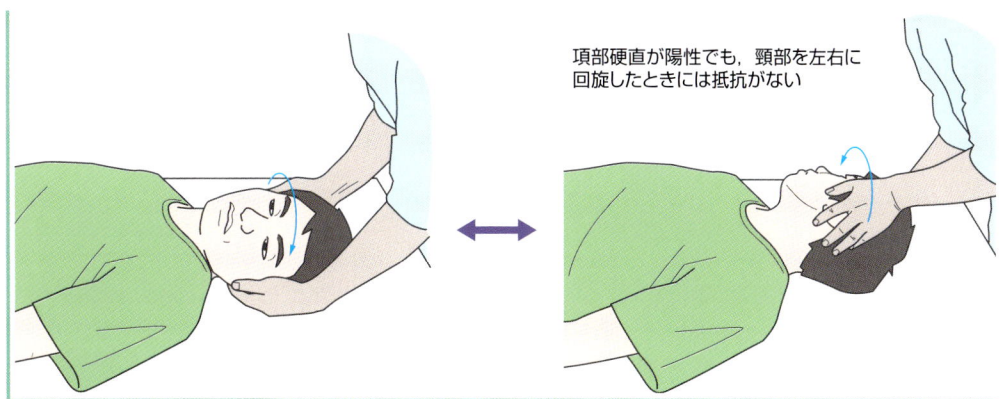

図5 頸部を左右に回旋した場合

1. 髄膜徴候のみかた

## Kernig徴候

仰臥位で一側の下肢を股関節90°，膝関節を90°に曲げ（図6），下腿を→の方向に伸展させたとき，正常であればまっすぐに下肢を伸展できます（図7a）．陽性の場合は，下腿を持ち上げても膝が屈曲したまま，下肢を伸展することができません（図7b）．特異度は95％ですが，感度は5％にすぎず，このサインが陰性であっても髄膜炎は否定できないと思われます．

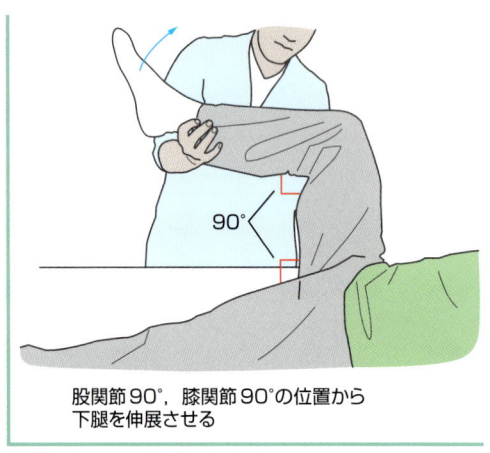

股関節90°，膝関節90°の位置から下腿を伸展させる

**図6 ▶ Kernig徴候のみかた**

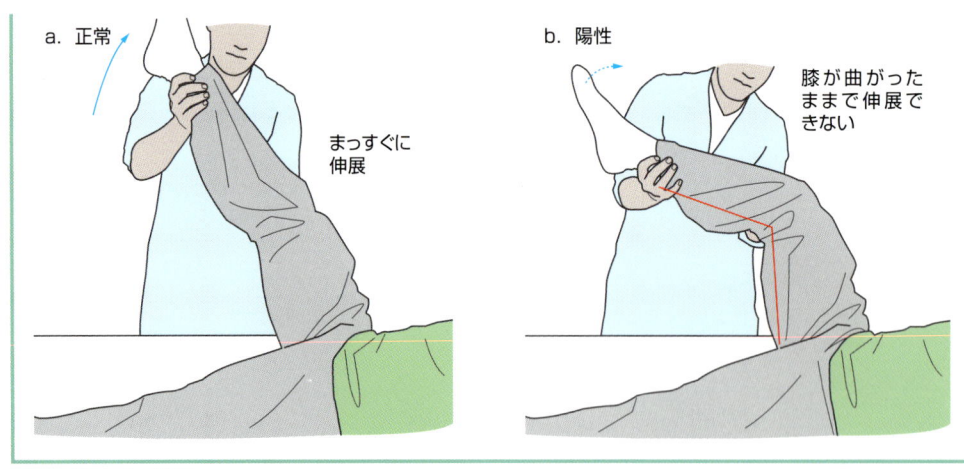

a. 正常　　まっすぐに伸展

b. 陽性　　膝が曲がったままで伸展できない

**図7 ▶ Kernig徴候**

## Brudzinski徴候

仰臥位で両下肢を伸展させた状態で，検者が患者の頭部を他動的に前屈させると，股関節と膝関節が自動的に屈曲する場合を陽性とします（図8）．この徴候も感度が5％程度しかないのが欠点です．

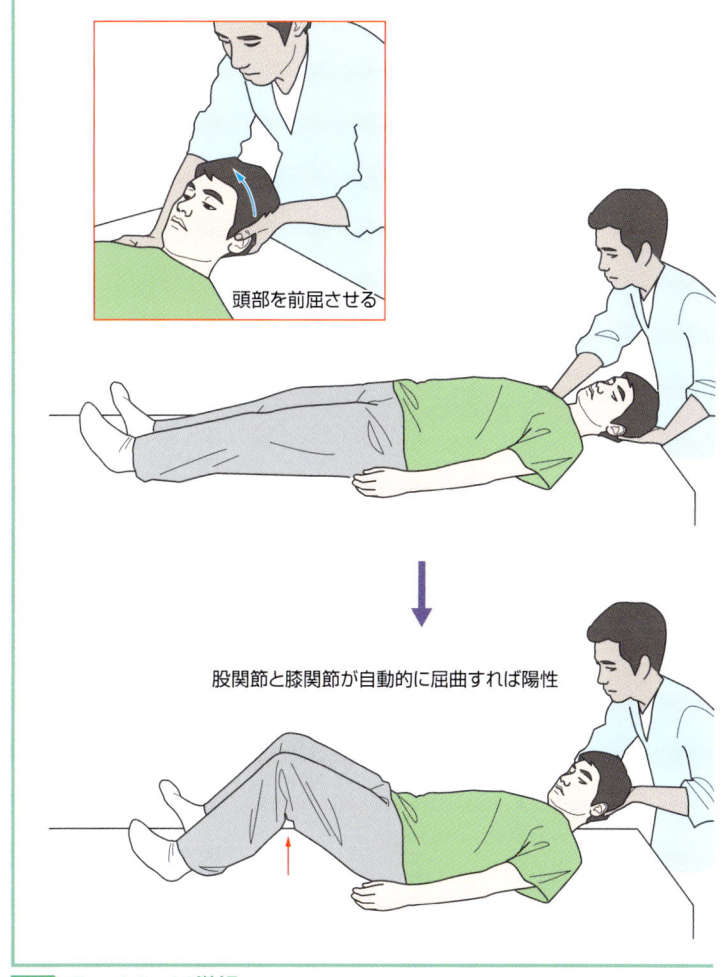

図8 ▶ Brudzinski徴候

ここまで5つの髄膜徴候を紹介してきましたが，実際の臨床現場でまずは自ら試してみてください．症例経験の積み重ねこそが神経所見のとりかたをマスターする近道です．

### この診察でわかること

☑ 髄膜徴候；eyeball tenderness, jolt accentuation, 項部硬直, Kernig徴候, Brudzinski徴候
　⇒ 髄膜炎，髄膜脳炎，クモ膜下出血

1. 髄膜徴候のみかた

# 2 眼のみかた

「目は口ほどにものを言う」と言いますが，目（眼）からは，眼球，視神経，脳幹，自律神経，大脳などの様々な部位からの情報が得られます．
それでは，眼のみかたについて話を進めていきましょう．

## 視力・視野はじっくりと

視力は，新聞広告など身近にあるものを，30〜40cmの距離（本を読むくらいの距離）を置いて，片眼ずつ読んでもらうことでスクリーニングをします（図1）．

視野は，対座法で片眼ずつ検査します．患者と検者は約80cmの距離を空けて向かい合って座ります（図2）．患者は片眼を隠し，検者もそれと対向する自分の眼を隠し，次に患者に検者の隠れていない方の眼を見るように指示します．検査の視標物は「赤」のペン

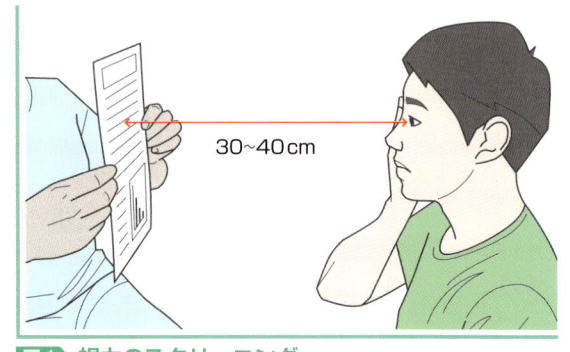

図1 視力のスクリーニング

先などとし，お互いの中間で患者の眼が隠れる位置に持っていき，患者に視標物が見えるかどうか確認します（図3a）．手をこすり合わせて，見えるかどうか聞く方法もありますが，最近の論文によると，5mmほどの「赤い」ものが，視野異常を評価するうえで優れているようです．

視標物の確認ができたら，患者の視野から外れるように視標物を水平方向に動かして，視標物が見えなくなるポイントを確認します（図3b）．次に，視野の外から中心に向けて視標物を動かし，患者が見えるようになったポイントを確認します（図3c）．患者はどうしても視標物に視線を向けてしまうので，検者の眼から視線をそらさないように指示します．

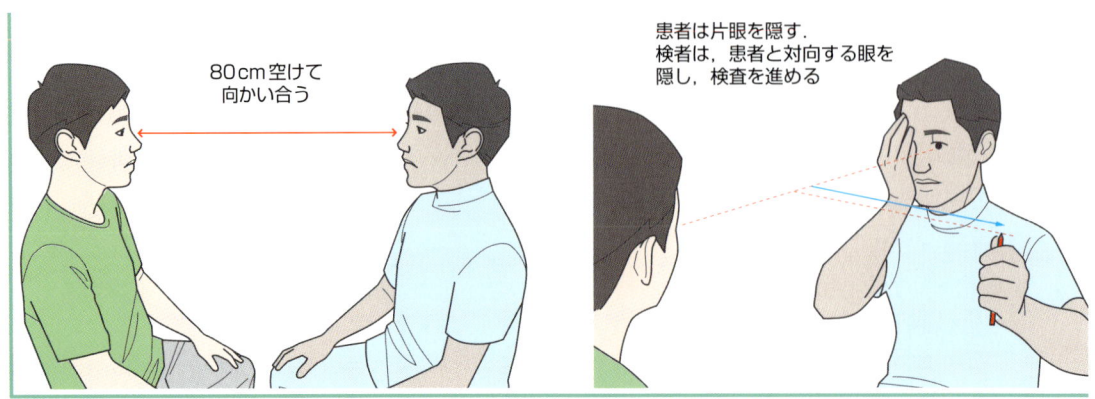

図2 対座法による視野の確認

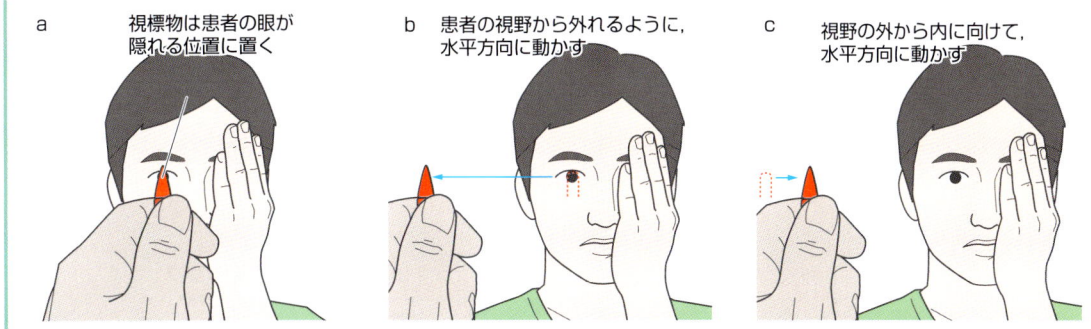

**図3** 視標物が見えるかどうかの確認

　視標物が確認できたらこの検査は可能と考え，4つの視野についてそれぞれ検査をしていきます．まず耳側上方に視標物を動かして視野を確認します（図4a）．次に耳側下方（図4b），鼻側上方（図4c），鼻側下方（図4d）で同様に行い，検者の視野と比較して視野欠損を判断していきます．

　患者が昏迷状態にあり協力が得られない場合は，1方向から眼に指を突っ込むような刺激を与えて（図5a），瞬目がある場合は視野が保たれていると判断できます（図5b）．

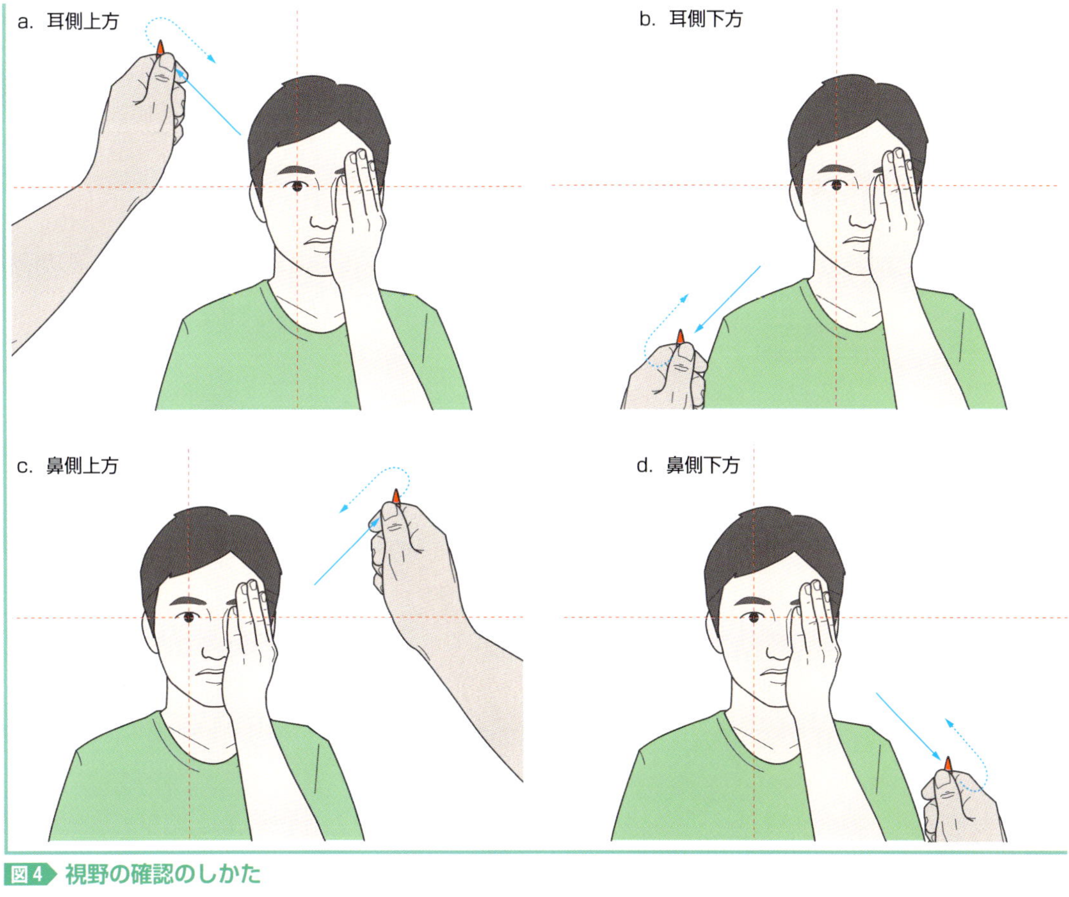

**図4** 視野の確認のしかた

2. 眼のみかた　7

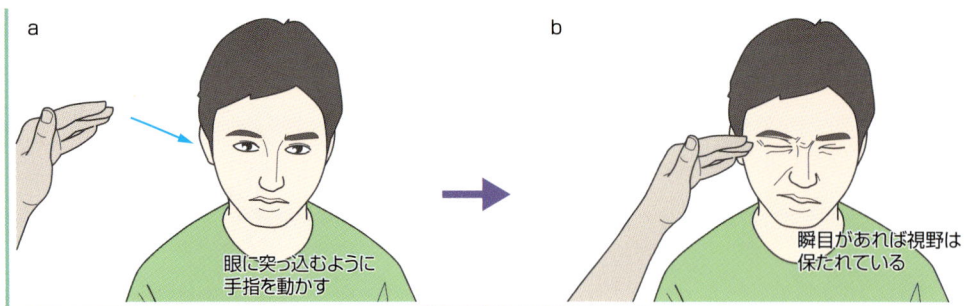

**図5** 患者が昏迷状態にある際の視野の確認

> **この診察でわかること**
>
> ☑ 視力
>   一側の視力障害 ⇒ 球後視神経炎
> ☑ 視野
>   • 同名半盲 ⇒ 視野障害と反対側の脳血管障害
>   • 両耳側半盲 ⇒ 下垂体腫瘍などによる視交叉障害
>   図6に示すように視野障害とその責任病巣との関係が知られています．

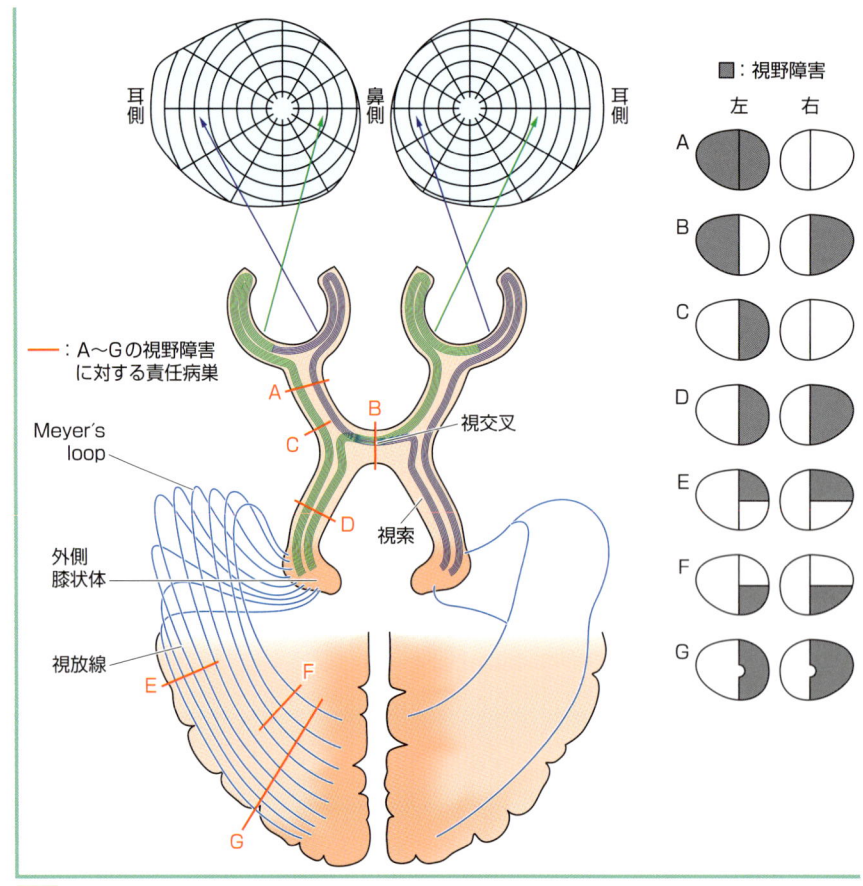

**図6** 視野障害とその責任病巣

## 眼裂の左右差～見つけよう！Horner症候群

　患者の自覚がある眼瞼下垂の判断は容易です．軽度の眼瞼下垂の有無をみる際に注目するポイントは，上眼瞼が瞳孔にかかっているかどうかです．かかっていればその側に軽度の眼瞼下垂があると判断します（**図7a**）．

　両側の眼瞼下垂の場合は，両側の額に眼瞼を代償的に吊り上げようとしわが寄っていることがあります．また両側の眼瞼下垂が疑われる場合，水平方向に眼球運動を20回ほど繰り返してもらいます（**図8**）．眼瞼下垂が増強する場合は，重症筋無力症の可能性が高くなります．

　また，眼瞼の異常に，眼裂狭小をきたすHorner症候群があります．Horner症候群は，本人は瞼が下がっていることを自覚しません．その理由は，Horner症候群の場合は，上眼瞼下縁が瞳孔にかからないからです（**図7b**）．もう1つのHorner症候群の特徴は，その他の原因の眼瞼下垂と違って，下眼瞼の挙上を伴っている点です．また，上方から見下ろすと眼裂狭小がある眼球がくぼんでいることも参考になるかもしれません（眼球陥凹，**図9**）．Horner症候群は研修医の皆さんには難しいかもしれませんが，常日頃からすべての患者の診察時に眼裂の左右差がないか気に留めておく必要があります．

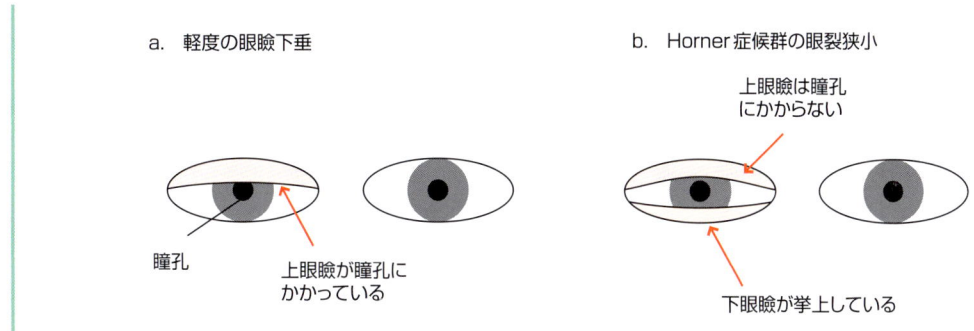

**図7** 眼瞼下垂の確認

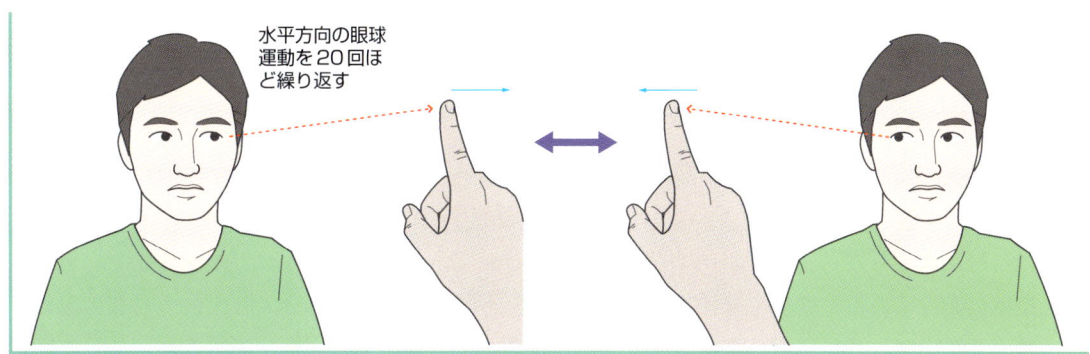

**図8** 眼瞼下垂の増強法

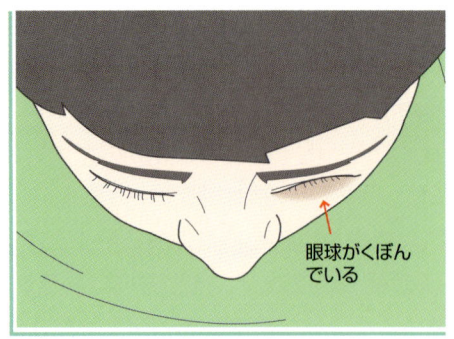

図9 ▶ Horner症候群の眼裂狭小

眼球がくぼんでいる

**この診察でわかること**

✓ 眼瞼下垂
- 両側性 ⇒ 重症筋無力症（一側が目立つ場合もある）
- 一側性 ⇒ 動眼神経麻痺（内頸動脈と後交通動脈の分岐部の動脈瘤による．通常，外眼筋麻痺を伴っている）

✓ 眼裂狭小；Horner症候群
⇒ Wallenberg症候群（本症候群は交感神経の障害で起こるため，交感神経遠心路が通過するため，延髄の外側が障害されると出現する）

## 瞳孔，対光反射

正常の瞳孔径は2〜5mmと言われています．瞳孔径をみるには図10のような瞳孔計を使うのも手でしょう．2mm以下が縮瞳，5mm以上が散瞳です．片眼に窓側から射し込んでくる日の光が入ったりすると，左右差が生じるので注意が必要です．

対光反射をみるときは，近くを見つめたり，ライトを見たりすると輻輳調節反射が起こってしまうので，遠くを見てもらい，光を前方外側から入れるようにします．光を当てた側の縮瞳

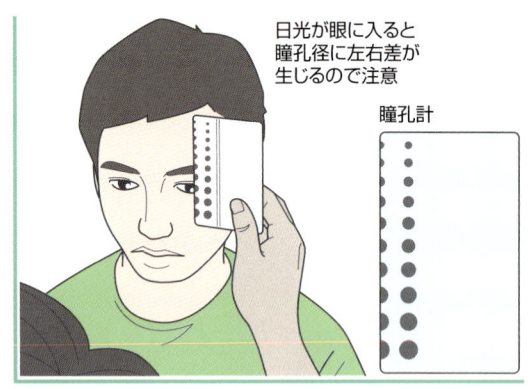

日光が眼に入ると瞳孔径に左右差が生じるので注意

瞳孔計

図10 ▶ 瞳孔計の使いかた

を確認する直接反射と，光を当てていない側の縮瞳を確認する間接反射の両方を検査します（図11）．

対光反射に関連して，覚えておいて役に立つMarcus Gunn反射というものがあります．健側の瞳孔に直接光を入れると健側も患側も縮瞳しますが，5秒ほど健側に光を入れた後，対側の患側に光を移すと散瞳する徴候です．患側の直接反射が消失しているため，間接反射で縮瞳していた瞳孔が回復し散瞳してくる様子が観察されます（図12）．正常な人では，対側に光を移しても縮瞳したままです．中心視力が障害されない軽度の視神経障害の検出に有用です．

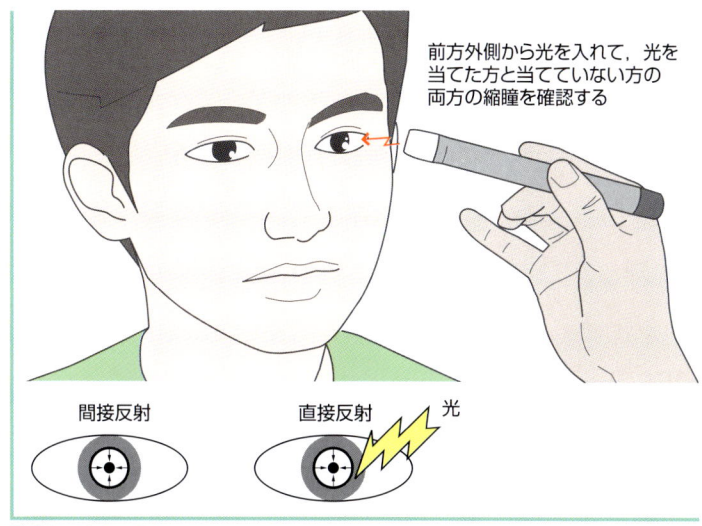

**図11** 対光反射のみかた

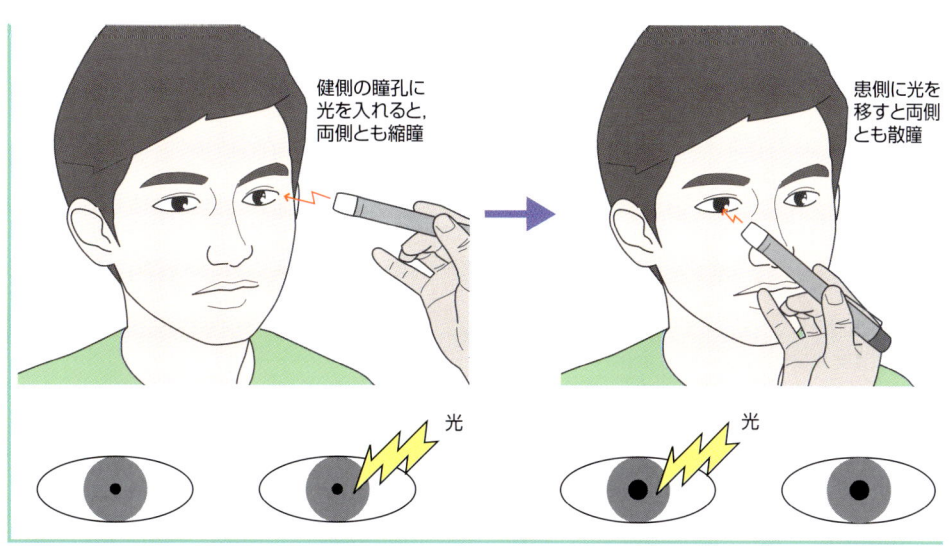

**図12** Marcus Gunn反射

## 輻輳調節反射〜患者も研修医も難しい？

　患者に遠くを見てもらい，まず瞳孔の大きさを確認します（**図13a**）．続いて，患者の目の前10 cmほどにペン先を示し，即座にペン先を見てもらうよう指示します（**図13b**）．

　正常であれば，そのとき，両眼が輻輳，すなわち「寄り目」になり，近くの物体を見るために瞳孔が調節され，収縮します．これを輻輳調節反射といいます．患者の協力が不可欠で，協力が得られない場合は評価が難しくなります．

2．眼のみかた

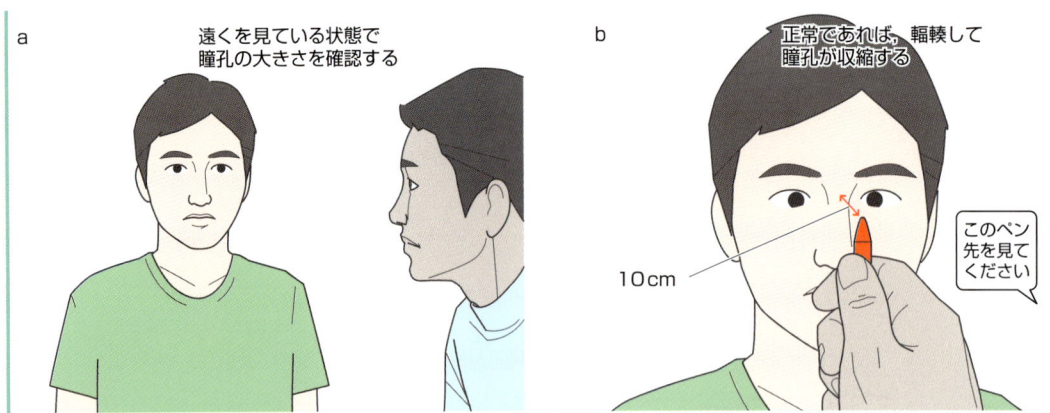

図13 ▶ 輻輳調節反射のみかた

### この診察でわかること

- ✓ 瞳孔
  - 縮瞳（一側） ⇒ Horner症候群
  - 縮瞳（両側）
    ⇒ 橋の血管障害，神経梅毒（Argyll Robertson pupil；瞳孔は正円ではない）
  - 散瞳（一側）
    ⇒ 動眼神経麻痺，テント上占拠性病変や脳浮腫によるテント切痕ヘルニア，Adie症候群
- ✓ 対光反射
  - 消失 ⇒ 視神経障害，動眼神経麻痺，Argyll Robertson pupil，Adie症候群
  - Marcus Gunn反射 ⇒ 視神経障害
- ✓ 対光反射＋輻輳調節反射
  - 対光反射が消失しているが，輻輳調節反射は保たれている
    ⇒ Argyll Robertson pupil
  - 対光反射も輻輳調節反射も消失している ⇒ Adie症候群

## 眼 位

　重症患者で眼位を確認する場合は，両上眼瞼を他動的に開眼させることで評価します（図14）．共同偏視は両眼が1方向を見つめている眼位です（図15a）．基本的に大脳病変では，刺激性病変があれば病巣と反対側を見つめ，破壊性病変の場合は病巣側を見つめると言われています．一方，脳幹の橋病変では病巣と反対側を見つめます．局所徴候として有用ですが，解剖学的診断には他の所見と併せて考える必要があります．

　それ以外に有名な眼位異常として，両眼球が内転して鼻先を見つめる下方共同偏視は「視床の眼」として有名です（図15b）．また，一側の眼球が下内方へ，他側の眼球が上外方に偏位する場合を，斜偏視といいます（図15c）．

単眼の外眼筋麻痺によっても眼位の異常がみられ，斜視を生じます．患者の両眼前50cmほどの位置で正面からペンライトで照らすと，患者の眼球が正常の位置にあれば瞳孔の中に光が反射しますが（**図16**），単眼の外眼筋麻痺があると光の反射が瞳孔を外れてしまうことで軽度の異常を見つけられます．**図17a**の斜視は，内直筋麻痺の場合で，眼球が耳側に偏位しています．動眼神経麻痺と考えてよいでしょう．逆に外直筋麻痺の場合は，眼球が鼻側に偏位しています．この場合は，外転神経麻痺が示唆されます（**図17b**）．

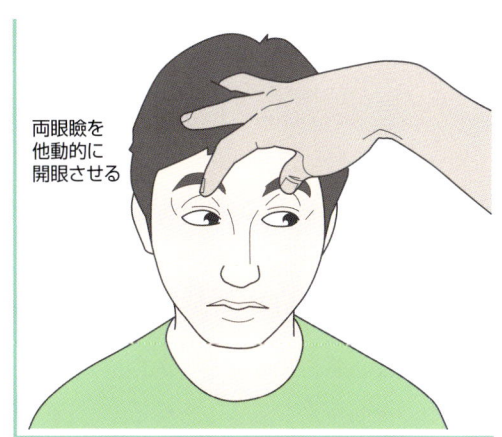

図14　眼位の確認のしかた

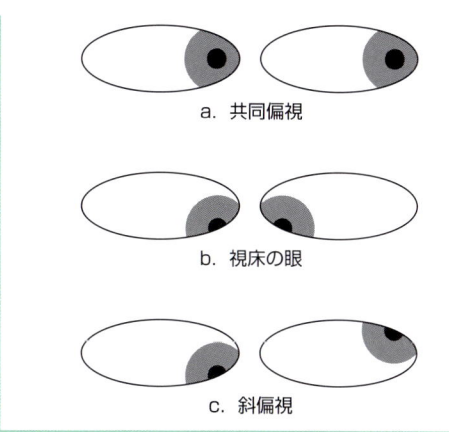

図15　共同偏視，視床の眼，斜偏視

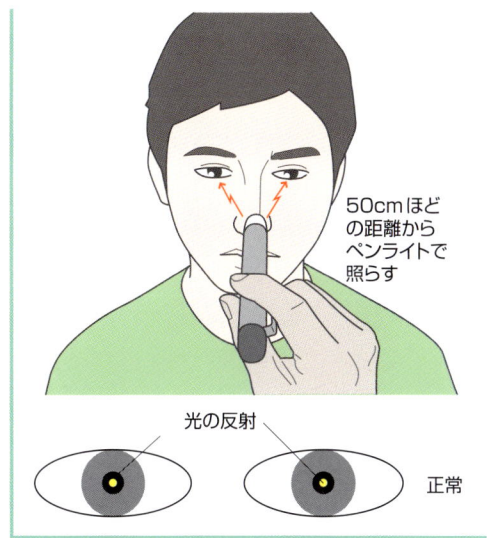

図16　単眼の外眼筋麻痺のみかたと正常例

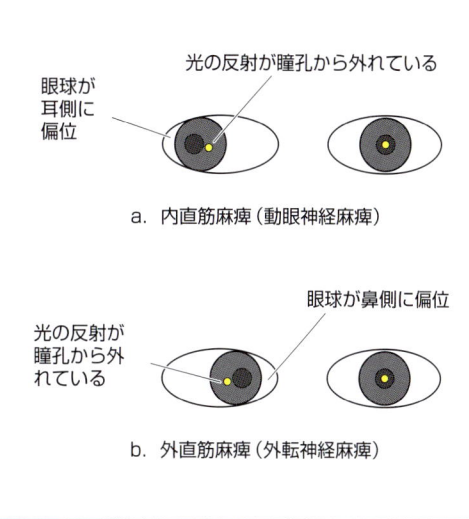

図17　単眼の外眼筋麻痺の眼位と光の反射

> **この診察でわかること**
>
> ☑ 眼　位
> - 共同偏視 ⇒ 脳梗塞や脳出血による大脳病変もしくは橋病変，てんかん発作（刺激性病変となり，てんかんの焦点とは反対側に偏視）
> - 下方共同偏視 ⇒ 脳出血による視床病変
> - 斜偏視 ⇒ 下転眼位側の中脳もしくは延髄病変
> - 斜視（耳側）；内直筋麻痺（動眼神経麻痺）⇒ 動脈瘤，糖尿病
> - 斜視（鼻側）；外直筋麻痺（外転神経麻痺）⇒ 糖尿病など，様々な原因

## 眼球運動

　眼球運動のみかたは，患者から本を読むぐらいの距離を空けてペンライトなどの指標物を置き，その先を「H」を描くイメージでゆっくり動かします．そのときに，頭を動かさずに眼だけで追うように指示するか，図18のように片手で軽く頭を押さえながら行います．まず，患者の正中から左側に視標物を動かします．外転は虹彩で眼球結膜が隠れれば正常，内転は瞳孔の内縁が涙点のラインに達すれば正常です（図19a）．次に，眼球を上転させ，左右差がないことを確認し，内・外眼角を結ぶラインより虹彩下縁が上に来ることを確認します（図19b）．下転のときは，内・外眼角を結ぶラインより虹彩上縁が下に来なければなりません（図19c）．

　続いて右側に視標物を動かし，同様に検査をします（図20）．

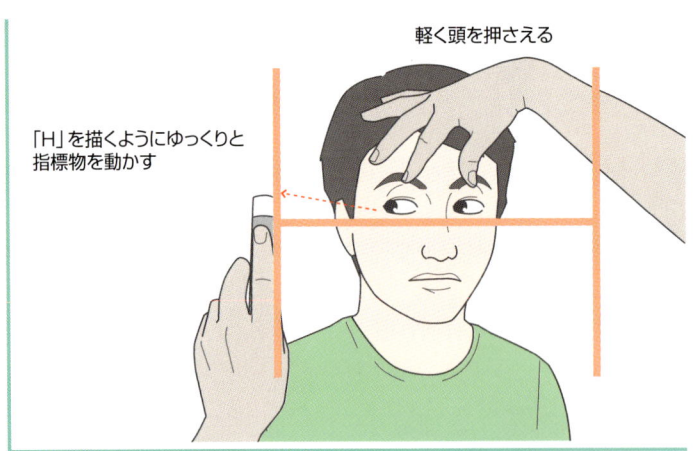

図18　眼球運動のみかた

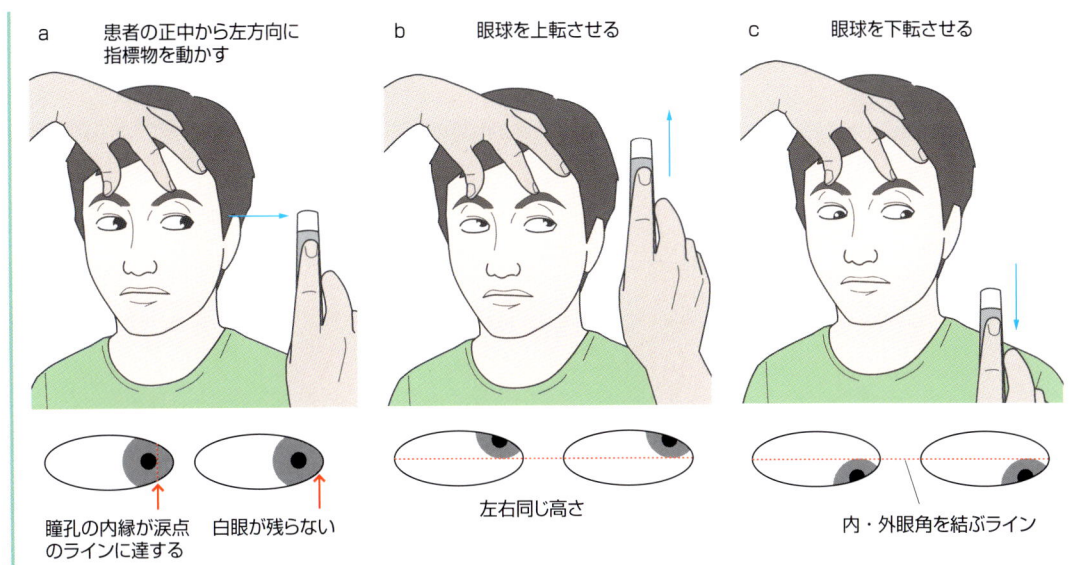

**図19** 正常な眼球運動（左側）

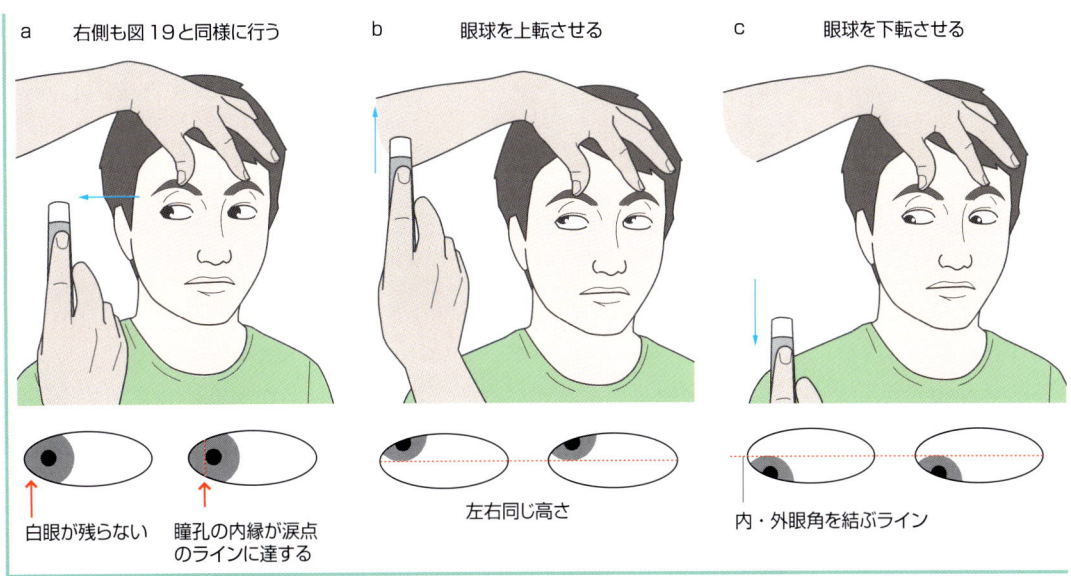

**図20** 正常な眼球運動（右側）

### 1 眼筋麻痺

単眼の眼筋麻痺は，末梢性もしくは核性の障害で生じます．図21は右動眼神経麻痺を示します．右眼の内転が障害され，眼瞼下垂を伴っています．図22は右外転神経麻痺を示しています．右眼の外転が障害されています．日常診療で最も多く遭遇する眼筋麻痺です．

2. 眼のみかた 15

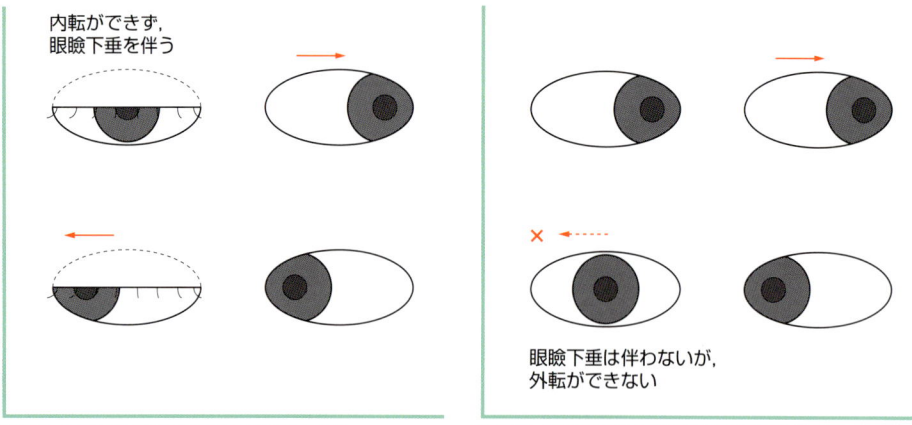

図21 眼筋麻痺（動眼神経麻痺の例）

図22 眼筋麻痺（外転神経麻痺の例）

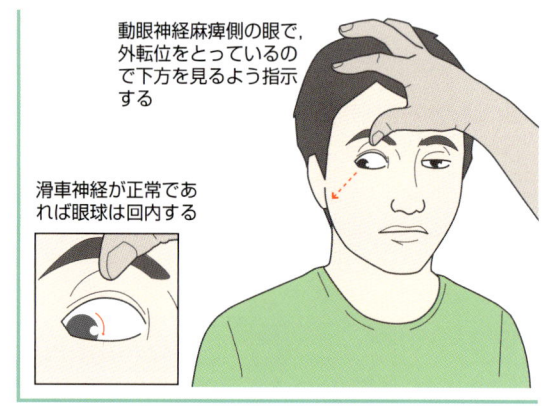

図23 滑車神経麻痺合併の有無のみかた

　滑車神経麻痺は単独で起こることが稀なので，動眼神経麻痺に滑車神経麻痺が合併しているかどうかのみかたを示します．動眼神経麻痺に滑車神経麻痺が加わっているかどうかを見極めることは，解剖学的診断をするうえで重要です．動眼神経麻痺単独でなく，滑車神経麻痺が加わっている場合は，上眼窩裂や海綿静脈洞に病変がある可能性が出てきます．図23のように，右眼の動眼神経麻痺のために外転位にある眼を，下方視するよう指示します．滑車神経が正常ならば，眼球が回内することがわかります．眼球結膜の血管に注目しておくと，わずかな回内運動が認められます．

### 2 共同運動の麻痺（注視麻痺）

　両眼を同時に同じ方向に動かすことが眼球の共同運動ですが，それが障害された状態を注視麻痺と言います．以下に，日常診療でしばしば遭遇する症候群とそのみかたを紹介します．
　内側縦束症候群，いわゆるMLF（medial longitudinal fasciculus）症候群の例を挙げます．右側を注視すると，右眼球は外転しますが，左眼球は内転できず，左側を注視するときは，問題なく右眼球は内転し，左眼球も外転できる場合があります（図24）．この場合は，内転障害をきたしている左側の橋病変とされています．

また，頻度としては稀ですが，右眼球が内転も外転もせず，左眼球は内転が障害され外転のみ可能な状態を示した場合は，one-and-a-half症候群と呼ばれ，この場合は，内転・外転障害をきたしている右橋被蓋部に障害があるとされています（図25）．

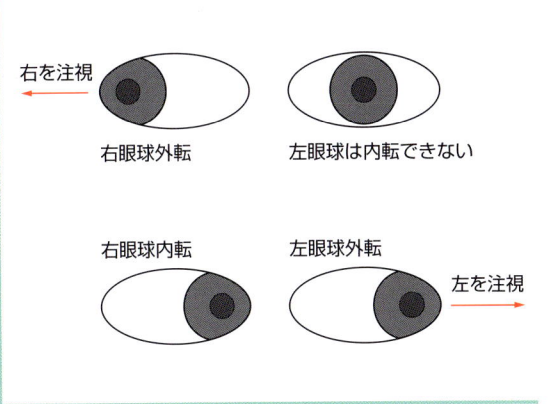

**図24** 注視麻痺（MLF症候群の例）

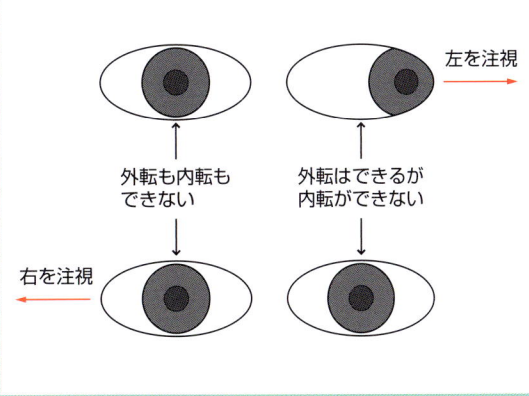

**図25** 注視麻痺（one-and-a-half症候群）

### この診察でわかること

☑ 眼筋麻痺
- 動眼神経麻痺
  ⇒ 内頸動脈-後交通動脈分岐部動脈瘤による圧迫（初発症状としては，散瞳，対光反射の消失が出現し，後から眼瞼下垂が加わる）
  ⇒ 糖尿病性動眼神経麻痺（pupillary sparingが特徴的で散瞳は伴わない）
- 外転神経麻痺
  ⇒ 原因が様々であり，この所見のみで疾患を特定することは困難．顔面神経麻痺を伴う場合は橋病変
- 滑車神経麻痺（動眼神経とともに障害された場合）
  ⇒ 上眼窩裂症候群，海綿静脈洞症候群
- その他
  (i) 両側の全外眼筋麻痺
  ⇒ Fisher症候群，重症筋無力症（易疲労性がある），眼筋ミオパチー，Kearns-Sayre症候群
  (ii) 一側の動眼神経麻痺，外転神経麻痺，滑車神経麻痺，三叉神経第1枝の障害
  ⇒ Tolosa-Hunt症候群

☑ 注視麻痺
- 一側の内転困難；MLF症候群
  ⇒ 内転障害側の橋で脳血管障害，多発性硬化症
- 一側の内転困難と対側の内転・外転困難；one-and-a-half症候群
  ⇒ 内転・外転障害側の橋被蓋部の障害

# 3 顔・耳・飲み込みのみかた（1）

顔，耳，飲み込みについて2章に分けて説明します．スムーズに所見がとれるよう，できるだけ簡単な方法を紹介したいと思います．

## 顔面の感覚～簡単な解剖を覚えておけば理解もしやすい！

顔面の三叉神経の支配領域は，3つの枝により分かれています．図1に示すような領域区分となっており，感覚の左右差を比較することで診察を進めます．

最初に痛覚からみますが，同じ点をつつかないように1ヵ所近辺を2〜3回繰り返しつついて痛覚を確認します．痛覚を検査するには，安全ピンを使うことを勧めるテキストもありますが，衛生面を考えるとその都度消毒するのは大変です．また，注射針は患者を傷つけてしまう可能性があるので適しません．病院内のどこでも手に入るクリップの先端を，まっすぐ押し付けるのではなく図2のように斜めにして当てるようにすると，痛覚検査として使えるでしょう．また，アルコール綿のパックの角を利用してもよいです（図3）．

温度覚に関しては，採血管などに水を入れて冷やしたもので左右差を調べますが，時間がない場

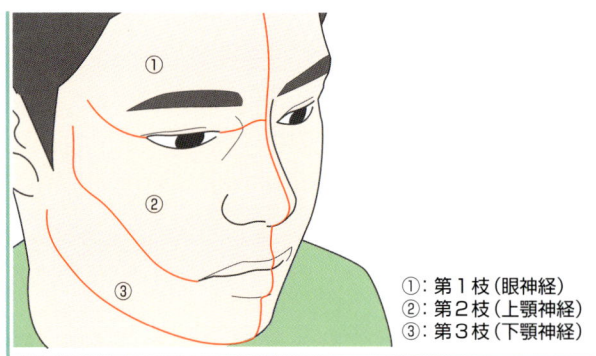

①：第1枝（眼神経）
②：第2枝（上顎神経）
③：第3枝（下顎神経）

**図1** 顔面の三叉神経の分枝による支配領域

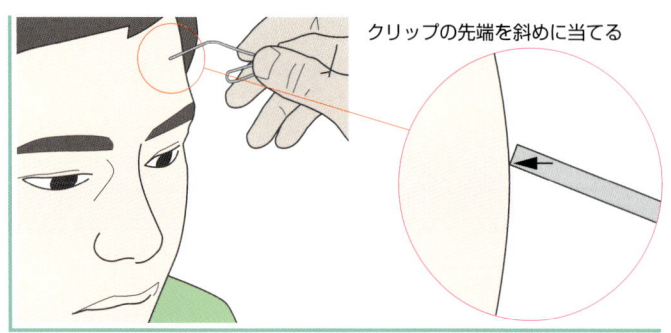

**図2** 顔面の痛覚のみかた（クリップを使用）

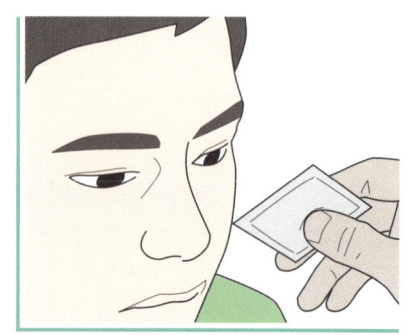

**図3** 顔面の痛覚のみかた（アルコール綿のパックを使用）

合は，音叉を冷水で冷やしてよく拭いた後に検査したい場所に当て，左右差を聞いてもよいかもしれません（図4）．

触覚については，捻ったティッシュペーパーで先が軽く触れたときの左右差を調べます（図5）．

触覚の感覚分布は，第1枝から第3枝に分かれています．触覚刺激は脳幹に入ると主知覚核を経由して視床へ伝わっていきます（図6）．温痛覚の感覚分布は，図7のように，鼻からA，B，Cの順に玉ねぎ状になっており，三叉神経脊髄路核は3つに分かれ，それぞれで受けた刺激を伝えます．

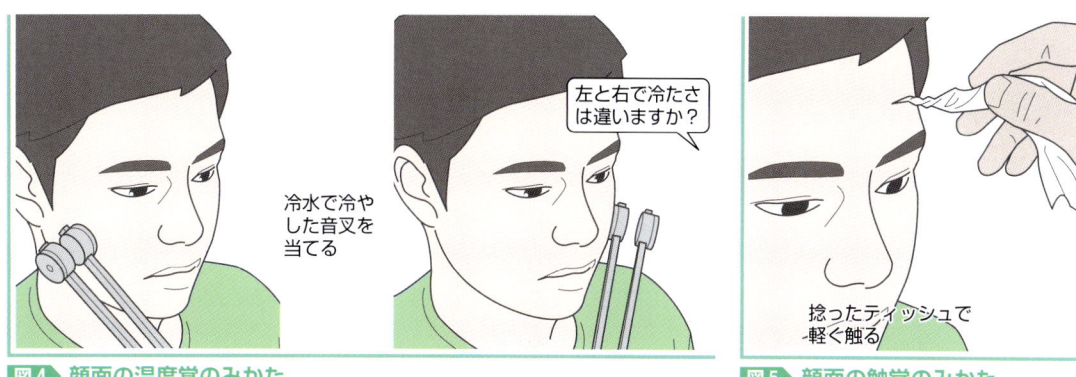

図4 顔面の温度覚のみかた

図5 顔面の触覚のみかた

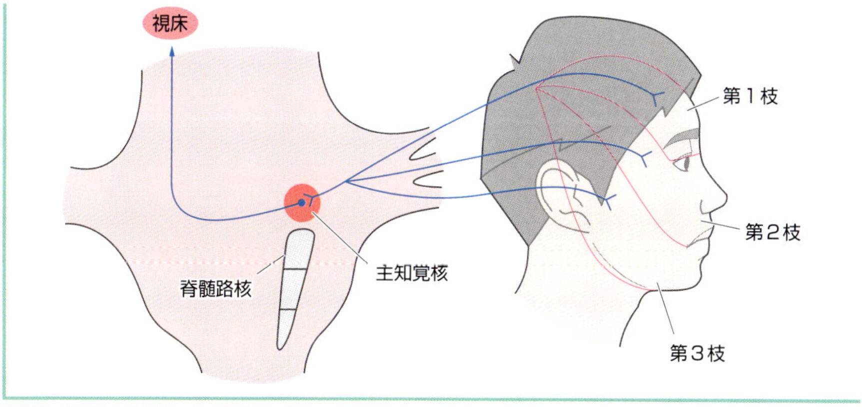

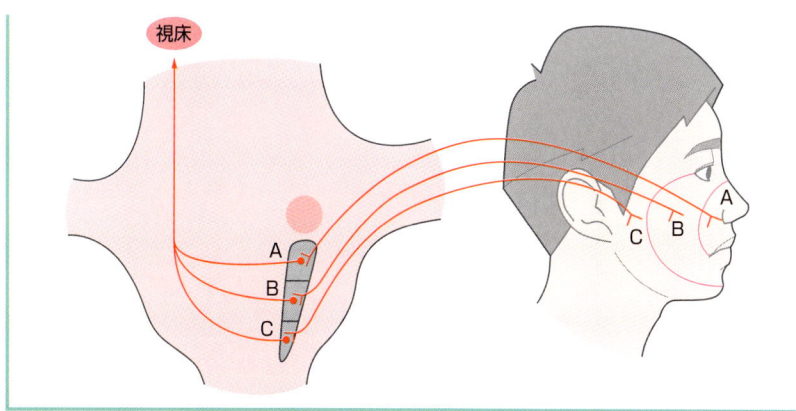

図6 顔面の触覚の知覚路の走行

図7 顔面の温痛覚の知覚路の走行

この感覚分布の解剖学的配置の違いにより，障害によっては，顔面の触覚と温痛覚の感覚解離が起こります．顔面の感覚解離があった場合は，脳幹に障害があると覚えておくとよいでしょう．

> **この診察でわかること**
>
> ✓ 顔面の感覚
>   - 顔面半分の全感覚鈍麻
>     ⇒ 神経根および神経節の障害；頭蓋底を侵す腫瘍，サルコイドーシス，神経線維腫，テント上病変
>   - 三叉神経第1枝のみ
>     ⇒ 海綿静脈洞の病変；腫瘍，静脈洞血栓，Tolosa-Hunt症候群
>   - 三叉神経の3本の枝のうち，1枝の障害
>     ⇒ 帯状疱疹
>   - 顔面の半分の触覚のみ障害され，温痛覚は保たれる
>     ⇒ 橋に限局した三叉神経主知覚核の病変；血管障害が主
>   - 顔面半分の温痛覚のみ障害され，触覚が保たれる
>     ⇒ 三叉神経脊髄路の障害；Wallenberg症候群，延髄空洞症，大後頭孔の腫瘍や奇形

## 角膜反射

　角膜反射は，求心路が三叉神経で，遠心路が顔面神経となっています．捻ったティッシュペーパーで，片側の瞼を持ち上げながら，瞳孔の外側を側面から触れます．そのときに視野にティッシュペーパーが入らないように，検者は患者に自分の指を注視させ，他方に視線をそらせておいてから行います（図8a）．

　ティッシュが触れたとき，両眼が閉じれば正常の反応です（図8b）．一側の角膜刺激のみ反射が消失もしくは減弱しているときに病的意義があり，両側とも角膜刺激で反射が減弱しているときは意義は乏しいです．角膜反射は三叉神経障害の初期徴候となることが多いです．ただ，三叉神経と顔面神経の反射弓を侵す病変だけでなく，顔面神経を支配する上位ニューロンの障害でも反射が消失することがあるため，注意を要します．

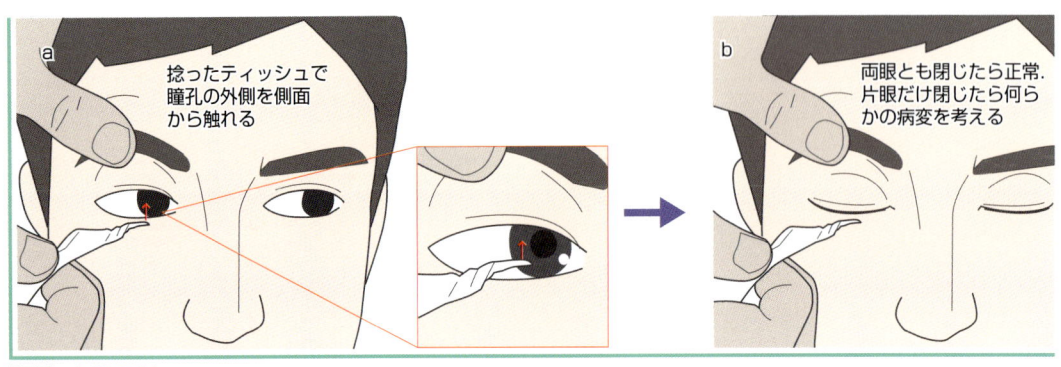

図8　角膜反射

昏睡している患者で両側の角膜反射が消失している場合は，昏睡の深さを示しますが，解剖学的診断は難しいようです．

> **この診察でわかること**
> ✓ 角膜反射
> ・一側の刺激で両側の反射が減弱もしくは消失
> 　⇒ 一側の三叉神経第1枝の障害；聴神経腫瘍，小脳橋角部腫瘍，海綿静脈洞や上眼窩裂病変など
> ・一側の刺激で刺激側のみ反射が減弱もしくは消失し，反対側では反射は正常
> 　⇒ 刺激側の顔面神経障害；後述「顔面の麻痺」を参照

## 開　口

　患者に大きく口を開けてもらいます．そのときに下顎が一方に偏位するかどうかみます（図9）．下顎門歯の中心線がどちらかに偏位する場合は，三叉神経運動枝に支配されている咬筋の障害が示唆されます．

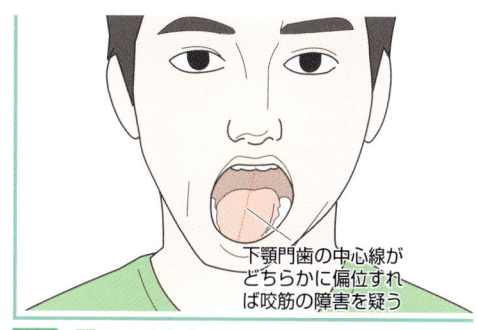

図9　開口のみかた

> **この診察でわかること**
> ✓ 開口；下顎の偏位
> 　⇒ 偏位した側の三叉神経運動核以下の障害；圧迫などによる末梢性の障害など

## 顔面の麻痺〜末梢性と中枢性の区別をしよう

　顔筋は，前頭筋，眼輪筋などの顔の上半分の筋肉と口輪筋などの顔の下半分の筋肉に分けて評価します．
　前頭筋を検査するときは，検者の指を見つめてもらい，上方へと視線を誘導します（図10）．そうすることで額にしわを寄せやすくなります．前頭筋は両側の大脳皮質からの支配を受けているので，中枢性の顔面神経麻痺であれば額のしわ寄せは正常です．一側のしわが対側に比べてはっきりしない場合，末梢性の顔面神経麻痺と言えます．

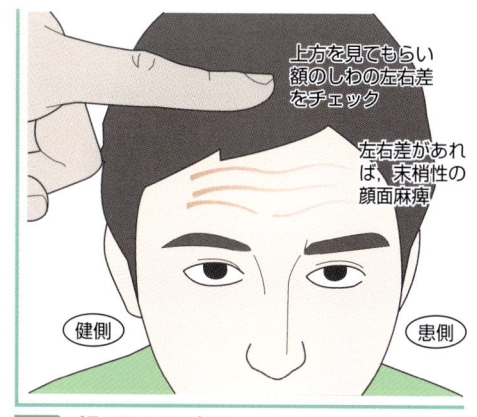

図10　額のしわの確認

次に患者に閉眼を指示して眼輪筋をみます．高度な顔面神経麻痺があるときには完全に眼を閉じることができず，兎眼となり（図11），眼球が上転するBell現象をみることができます．

軽度の眼輪筋の筋力低下を見つける方法に，まつげ徴候があります．両眼を同時に閉眼するよう患者に指示します．すると軽度の麻痺がある側は，図12に示すように麻痺側のまつげが健側に比べて瞼からはみ出して見えます．

次に顔の下半分の筋肉の検査に移ります．患者に上下の歯をかみ締めて，「イー」と言ってもらいます（図13）．麻痺があると，患側の口角が健側に引っ張られて，鼻唇溝が浅くなります．

眼輪筋，口輪筋は，大脳皮質の一側支配であるため，中枢性でも末梢性でも麻痺がある側に所見がみられます．

以上の額のしわ寄せ，閉眼，「イー」，と連続して行うと，顔面神経の診察がスムーズに進みます．

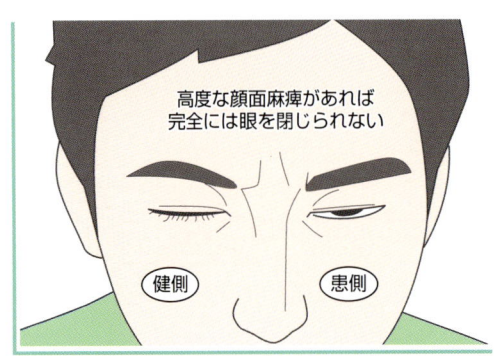
図11 閉眼①兎眼

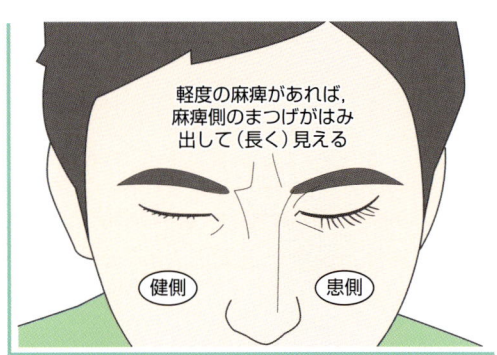
図12 閉眼②まつげ徴候

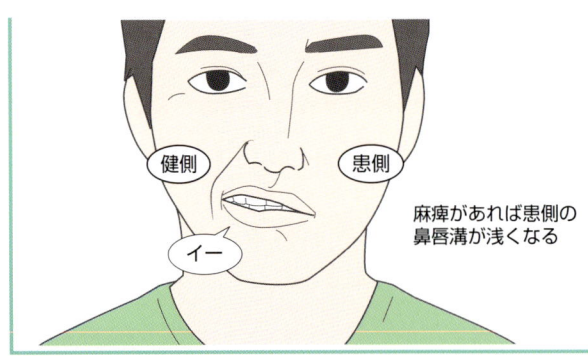
図13 鼻唇溝の確認

#### この診察でわかること

- ✓ 顔面麻痺；①額のしわ寄せ，②閉眼（兎眼，ベル現象，まつげ徴候），③鼻唇溝の浅化
  - ①異常，②異常，③異常；末梢性の顔面神経麻痺
    ⇒ Bell麻痺，顔面神経核を障害する血管障害，多発性硬化症，小脳橋角腫瘍，外傷，Ramsay Hunt症候群，ニューロパチーの一症状
  - ①正常，②異常，③異常；中枢性の顔面神経麻痺
    ⇒ 顔面神経核より上位ニューロンの障害；脳血管障害，脳腫瘍，多発性硬化症など

## Myerson徴候〜研修医でもできる Parkinson病のスクリーニング

顔の診察のときに覚えておくと便利な徴候があります．眉間を示指か中指でトントンとたたきます．そのときに額の上方からアプローチして，視界に指が入らないように工夫します．指でトントンとたたくとその度に両眼輪筋が収縮しますが，5〜10回ほど繰り返すと眼輪筋の収縮が出現しなくなります．しかし，Parkinson病の場合は，10回以上繰り返しても眼輪筋の収縮が続きます（図14）．

陽性尤度比が4.5，陰性尤度比が0.13で陽性の場合は Parkinson病を疑える簡単な所見となります．

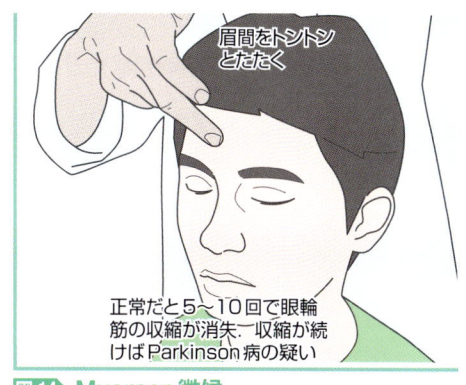

図14 ▶ Myerson徴候

### この診察でわかること

☑ Myerson徴候 ⇒ Parkinson病

## 聴力〜ベッドサイドでもスクリーニング！

聴力の詳細な検査は，もちろん耳鼻科にて行ってもらうことになりますが，スクリーニングはベッドサイドで行うことができます．

### 1 指こすり法

耳から15cmほどの距離で母指と示指，中指をすり合わせて，聞こえかたに左右差があるかどうかを答えてもらいます（図15）．感度は35％ですが，特異度が97％であるため，聞こえにくければ聴力障害（難聴）の可能性が高くなります．

以前は時計のカチカチ音でスクリーニングする方法もありましたが，最近の腕時計は音がしないので無理ですね．

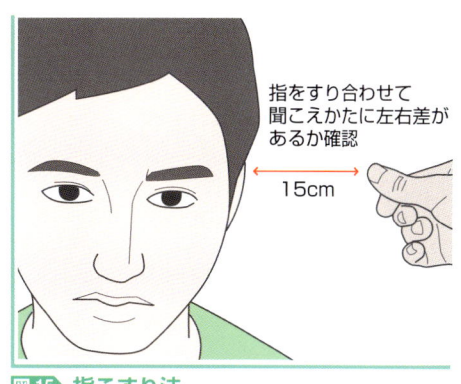

図15 ▶ 指こすり法

### 2 Rinne試験

もし，指こすり法で難聴が疑われた場合は，Rinne試験と Weber試験を行います．
まず Rinne試験ですが，振動させた音叉を図16aのように乳様突起に当てます．患者は骨を伝わ

3．顔・耳・飲み込みのみかた（1） 23

る振動（骨伝導）を感じますが，その振動を感じなくなったら合図するようあらかじめ説明しておきます．振動を感じなくなったとき，その音叉を耳から5cmほどのところに置き，振動（気導）が聞こえるかどうか尋ねます（図16b）．通常，骨伝導より気導の方が鋭敏であるため，骨伝導が聞こえなくなった後でも，気導は聞こえます．したがって，難聴が疑われる側で，骨伝導が聞こえなくなった後でも気導が聞こえれば感音性難聴，骨伝導が聞こえなくなった時点で気導も聞こえていない場合は伝音性難聴となります．

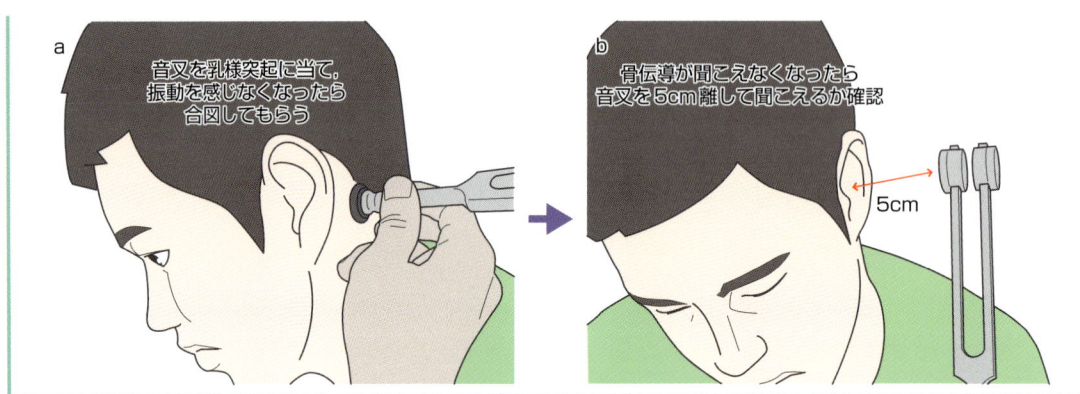

**図16** Rinne試験

### 3 Weber試験

振動した音叉を額の中央部に当て，振動が左右のどちらの耳に強く響くかを患者に尋ねます．正常の場合は両側に同じように響きます．中耳から外耳に障害がある場合（伝音性難聴）は，図17aに示すように難聴がある側に強く響きます．迷路から求心性の神経に異常がある場合（感音性難聴）は，図17bのように健側に強く響きます．

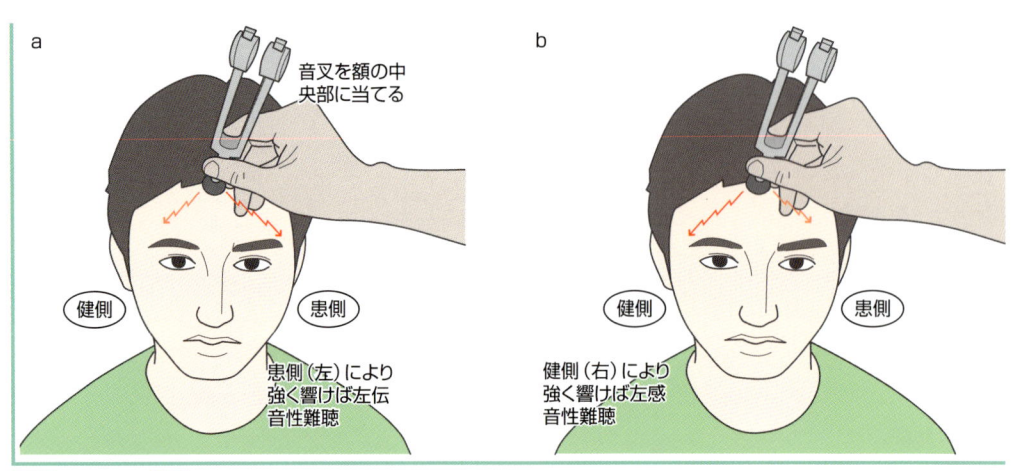

**図17** Weber試験

指こすり法，Rinne試験，Weber試験の3つの診断法により，ベッドサイドで聴力のスクリーニングが行えます．

>　**この診察でわかること**
>
> ✓ 聴力；指こすり法，Rinne試験，Weber試験
>   指こすり法で難聴が疑われ，かつ
>   - Rinne試験で気導が聞こえる，またはWeber試験で振動が健側により強く響く
>     ⇒ 感音性難聴：Ménière病，聴神経鞘腫など
>   - Rinne試験で気導が聞こえない，またはWeber試験で振動が患側により強く響く
>     ⇒ 伝音性難聴：外耳道，鼓膜，中耳の障害など

# 4 顔・耳・飲み込みのみかた（2）

> この章では，眼振を中心に話を進めます．
> 眼振は，難しい，苦手だという研修医の皆さんも多いと思います．
> 正しい所見のとりかたを早くマスターして，症例経験を積み重ねていきましょう．

## 救急外来で必ず出遭う眼振

眼振は，注視眼振と頭位性眼振，頭位変換性眼振に分けて考えます．

### 1 注視眼振～目標物を追視したときに誘発される眼振の検査

本を読むぐらいの距離で，患者にペンライトの先を注視してもらい，まず正面視で眼振の有無を確認します（**図1①**）．次にペンライトをゆっくりと横方向に動かします（**図1②**）．虹彩の縁が涙丘のラインに達したところで注視は留めます．そのラインを越えて注視させると正常でも眼振が誘発されることがあり，病的眼振と間違えてしまうことがあるからです．通常は3回ほどの振動をきたし，まもなく止まります．この動きは眼振様運動と言われています．その位置でペンライトを保持し，眼振の有無を確認します．今度は逆方向にペンライトを動かして，同様に眼振の有無を確認します（**図1③**）．それが済んだら正中でペンライトを上方向と下方向に動かし，上転，下転での眼振を確認して終了です（**図1④，⑤**）．

眼振を観察するときのいくつかのチェックポイントがあります．まず，眼振が両眼なのか片眼なのかを確認します．次に眼振の性質である急速相と緩徐相をチェックします．眼振には1方向に素早く動く急速相とゆっくりと元の眼位に戻る緩徐相があり，常にセットで現れます．そして，どの方向を見たときに眼振が誘発され，かつ急速相の方向がどちらかを確認し，その方向を眼振の方向とします．水平成分だけか回旋している成分があるかまでわかれば申し分ありません．眼球結膜の血管をみると，眼球が回旋しているかどうかがわかりやすいです．

しばしば初学者が病的眼振と間違えてしまうものに振り子様眼振があります．正面視でも認められることが多く，左右両方向に等しい速さで振り子のように動く眼振です．先天性の場合が多く，実生活では障害がないことが多いです．

眼振の記載は，**図2**のようにするとわかりやすいでしょう．**図2**は注視眼振で，左方向の水平・時計回り回旋性眼振を示しています．

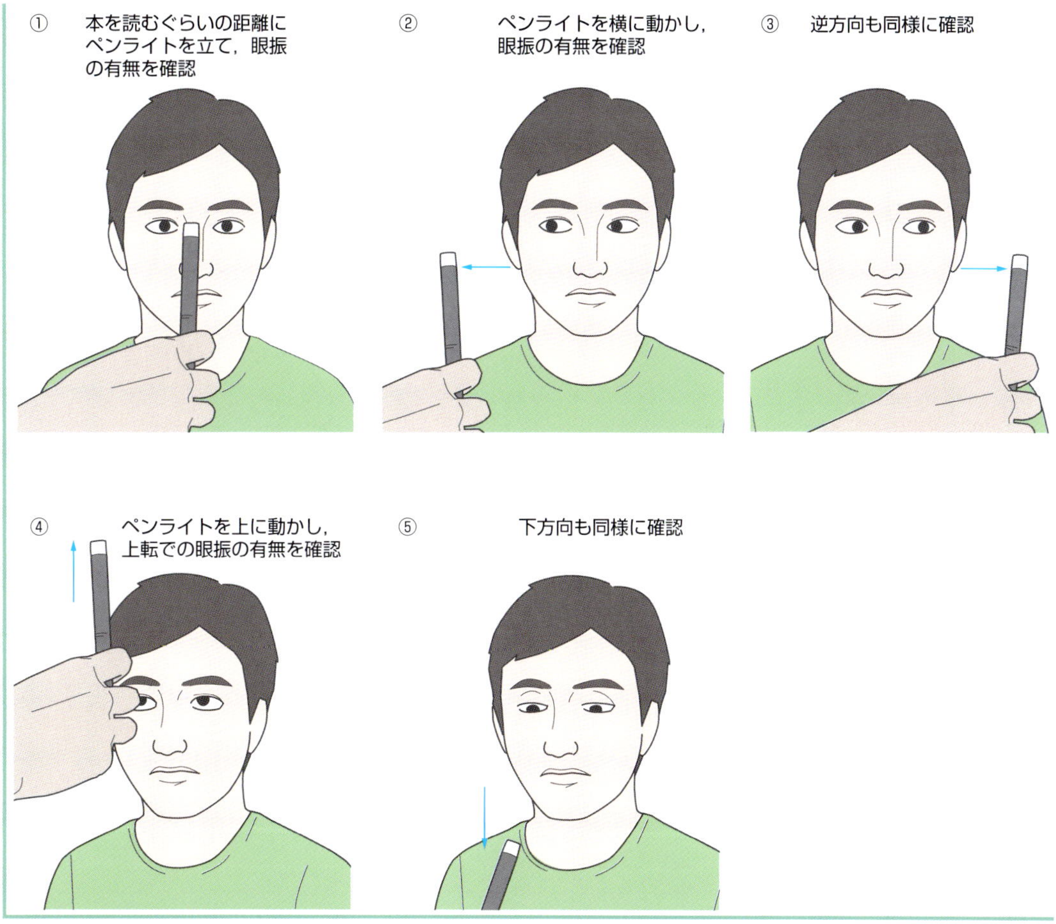

①
本を読むぐらいの距離に
ペンライトを立て，眼振
の有無を確認
②
ペンライトを横に動かし，
眼振の有無を確認
③
逆方向も同様に確認
④
ペンライトを上に動かし，
上転での眼振の有無を確認
⑤
下方向も同様に確認

図1 注視眼振の検査

図1④
図1②
図1①
図1③
図1⑤
：眼振なし
：回旋性
：水平性

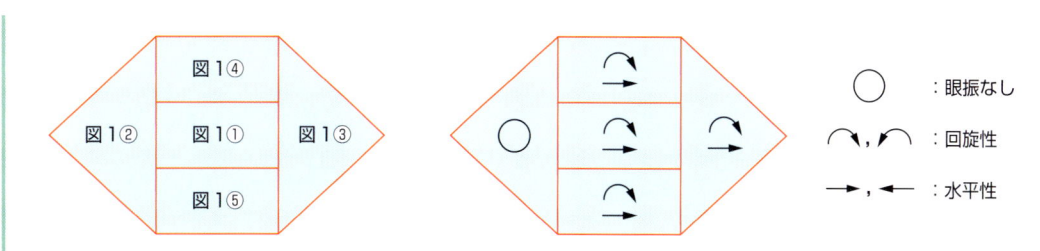

図2 注視眼振の記載法と記載例

### この診察でわかること

✓ 注視眼振
- 定方向性水平回旋性眼振（図3a）
  しばしば自発性眼振として正面視でも出現しますが，注視の方向に関わらず常に1方向（定方向性と言います）を向いた水平成分と回旋性成分が混合した眼振です．
  ⇒ 一側の末梢前庭器の障害
  　末梢性のめまいは，視覚系の抑制により注視下ではみられない場合が多いですが，めまいがひどいときは，注視の抑制を超えて眼振が認められることがあります．
- 純回旋性眼振（図3b）
  どの方向を注視しても，定方向に回旋成分のみの眼振を呈します．水平回旋性と違い，水平成分がありません．症例経験を積まないと診断は少し難しいかもしれません．
  ⇒ 延髄病変で生じる（とされている）
  　回旋が時計回りなら左側，反時計回りでは右側に病変があることが多いです．
- 側方注視眼振（図3c）
  （i）左右への眼振がほぼ同程度の側方注視眼振 ⇒ 脳幹・小脳の非特異的障害
  　末梢前庭器の障害による眼振と違い，必ず注視した方向に現れる回旋成分を伴わない水平性眼振です．脳幹や小脳の障害により1方向の注視が障害されて生じる眼振です．
  （ii）Bruns眼振 ⇒ 振幅が大きい側を病変とする小脳橋角部腫瘍
  　Bruns眼振では，一側注視で眼振の振幅が大きく，他側注視で振幅が小さい眼振を示します．
- 垂直注視眼振（図3d）
  上方視したときも下眼瞼向き，下方視したときも下眼瞼向きに，正面視でも下向きの自発眼振が生じます．
  ⇒ 延髄下部の障害：Arnold-Chiari奇形など

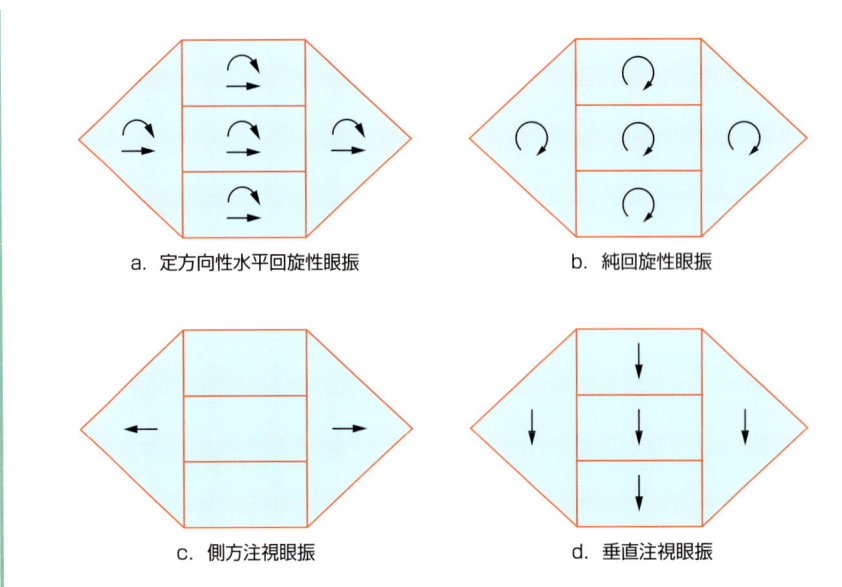

　　a. 定方向性水平回旋性眼振　　　　b. 純回旋性眼振

　　c. 側方注視眼振　　　　　　　　　d. 垂直注視眼振

図3 ▶ 注視眼振

## 2 頭位性眼振

　救急室に備えていることが多いと思いますが，頭位性眼振を観察する場合は，Frenzel眼鏡をつける方が無難です．末梢性めまいは注視によって抑制されますが，Frenzel眼鏡をつけることで非注視下の状況をつくれるため，観察が容易になります．裸眼下で眼振がなくても，末梢性めまいを疑った場合は必ずFrenzel眼鏡を使い，眼振の有無をみてみましょう．

　頭位性眼振をみる理由は，どちらの前庭系に異常があるのか検出するためで，調べるときはゆっくりとした頭位の変化で末梢前庭器を刺激し，眼振を出現しやすくします．

　頭位性眼振を検査するときには，頭位によってはめまいが誘発されることを患者にあらかじめ説明しておきましょう．まず，仰臥位で頭を左右に回旋した位置（側頭位）で眼振を観察します（図4①〜③）．次いでベッドの端から懸垂頭位にして，左懸垂頭位（図4④），正中懸垂頭位（図4⑤），右懸垂頭位（図4⑥）で観察を行います．図5bは，右懸垂頭位と右側頭位で反時計回りの回旋性眼振がみられることを示しています．

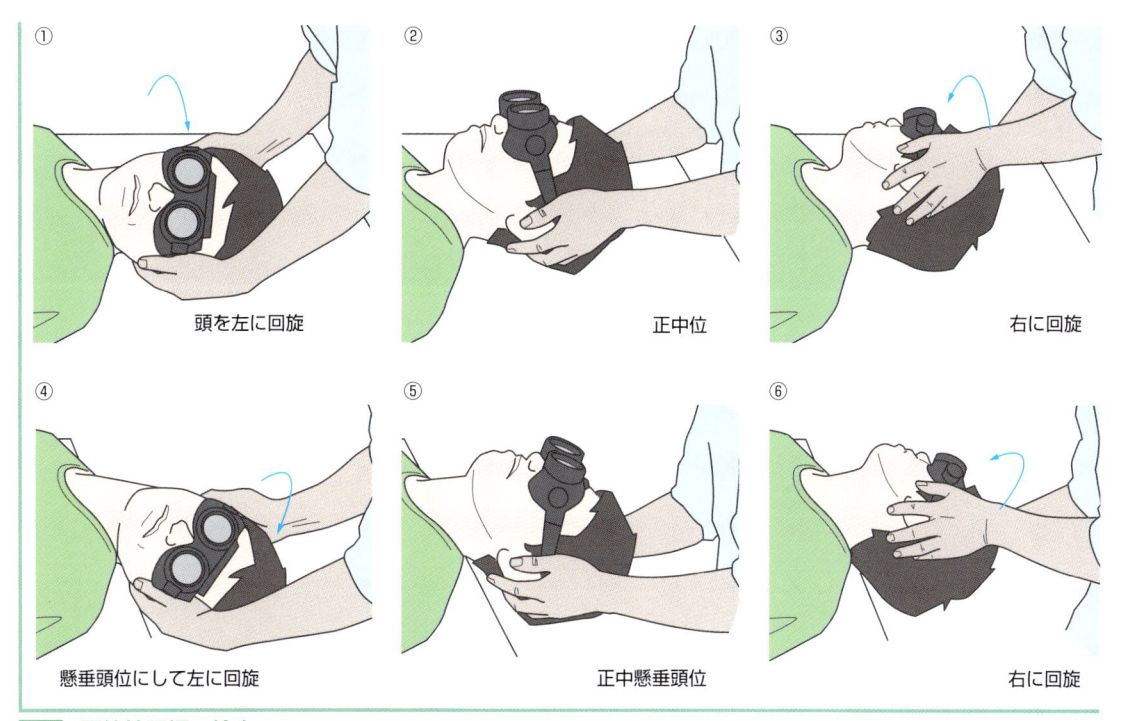

① 頭を左に回旋　② 正中位　③ 右に回旋
④ 懸垂頭位にして左に回旋　⑤ 正中懸垂頭位　⑥ 右に回旋

**図4** 頭位性眼振の検査

a

| 図4④ | 図4⑤ | 図4⑥ |
|---|---|---|
| 図4① | 図4② | 図4③ |

b

| ○ | ○ | ↶ |
|---|---|---|
| ○ | ○ | ↶ |

○ ：眼振なし
↷, ↶ ：回旋性
→, ← ：水平性

**図5** 頭位性眼振の記載法と記載例

> **この診察でわかること**
>
> ✓ 頭位性眼振 ⇒ Ménière 病，良性頭位変換性めまいなど

### 3 頭位変換性眼振〜良性頭位変換性めまいを疑ったら

　病歴上，良性頭位変換性めまいが疑われたとしても，正面視での自発眼振がないのが普通です．急激な頭位変換を行うことで，半規管内の耳石を移動させ，眼振を誘発し，観察する必要があります．

　頭位変換性眼振のみかたは，坐位から素早く仰臥位にして眼振を観察し（図6①），続いて仰臥位から素早く坐位に戻して，眼振を観察します（図6②）．図7bは，坐位から仰臥位になったときに時計回りの回旋性眼振が，仰臥位から坐位になったときに反時計回りの回旋性眼振が観察されたことを示しています．

　眼振が観察された場合は，その障害側を診断することが重要です．そこで，頭位変換性眼振を誘発し，障害側を見極める簡単な方法（Dix-Hallpikeの変法）を紹介します．

　基本原則としてFrenzel眼鏡をつけて行います．頭部を45°左に捻転させます（図8①）．そして頭部を捻転させたまま，素早く上半身を右側に倒します（図8②）．このとき，もし右の後半規管が患側であればめまいと回旋性の眼振が誘発されます．めまいが誘発された場合は，めまいが消失するのを待ち，頭位はそのままで素早く坐位に戻します（図8③）．このときにも弱いめまいと眼振が誘発されます．めまいと眼振が消失したら，今度は頭部を右方向に45°捻転させて（図8④），同じように左方向に倒し，めまいと眼振について観察します（図8⑤）．

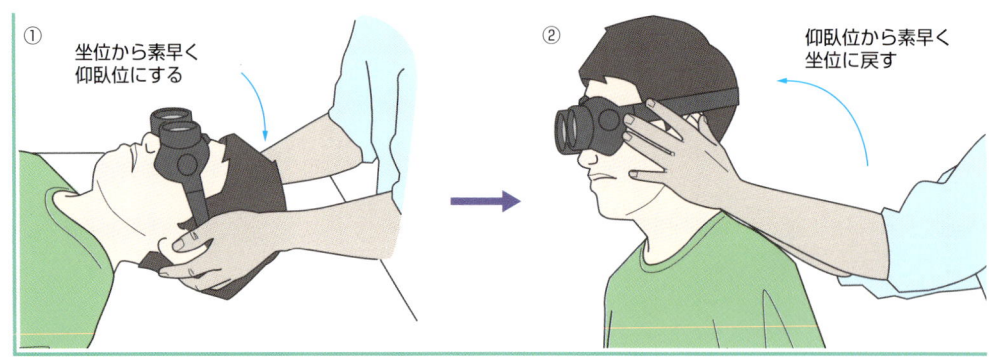

**図6** 頭位変換性眼振の検査

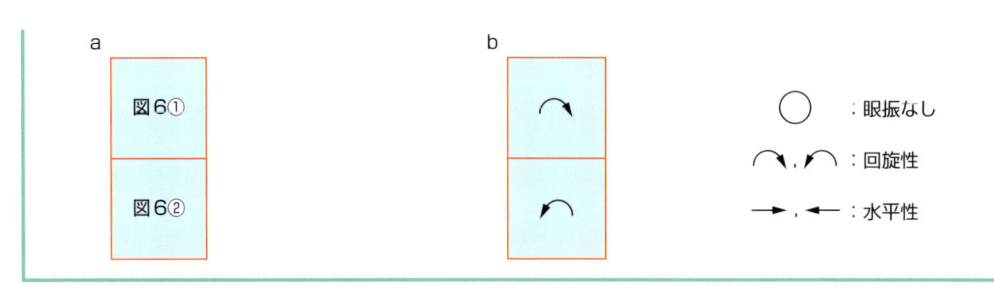

**図7** 頭位変換性眼振の記載法と記載例

① 頭を45°左へ捻転させる
② 頭位はそのままで上半身を右側に倒す
③ 頭位はそのままで素早く坐位に戻す
④ 頭を45°右へ捻転させる
⑤ 頭位はそのままで上半身を左側に倒す
⑥ 頭位はそのままで素早く坐位に戻す

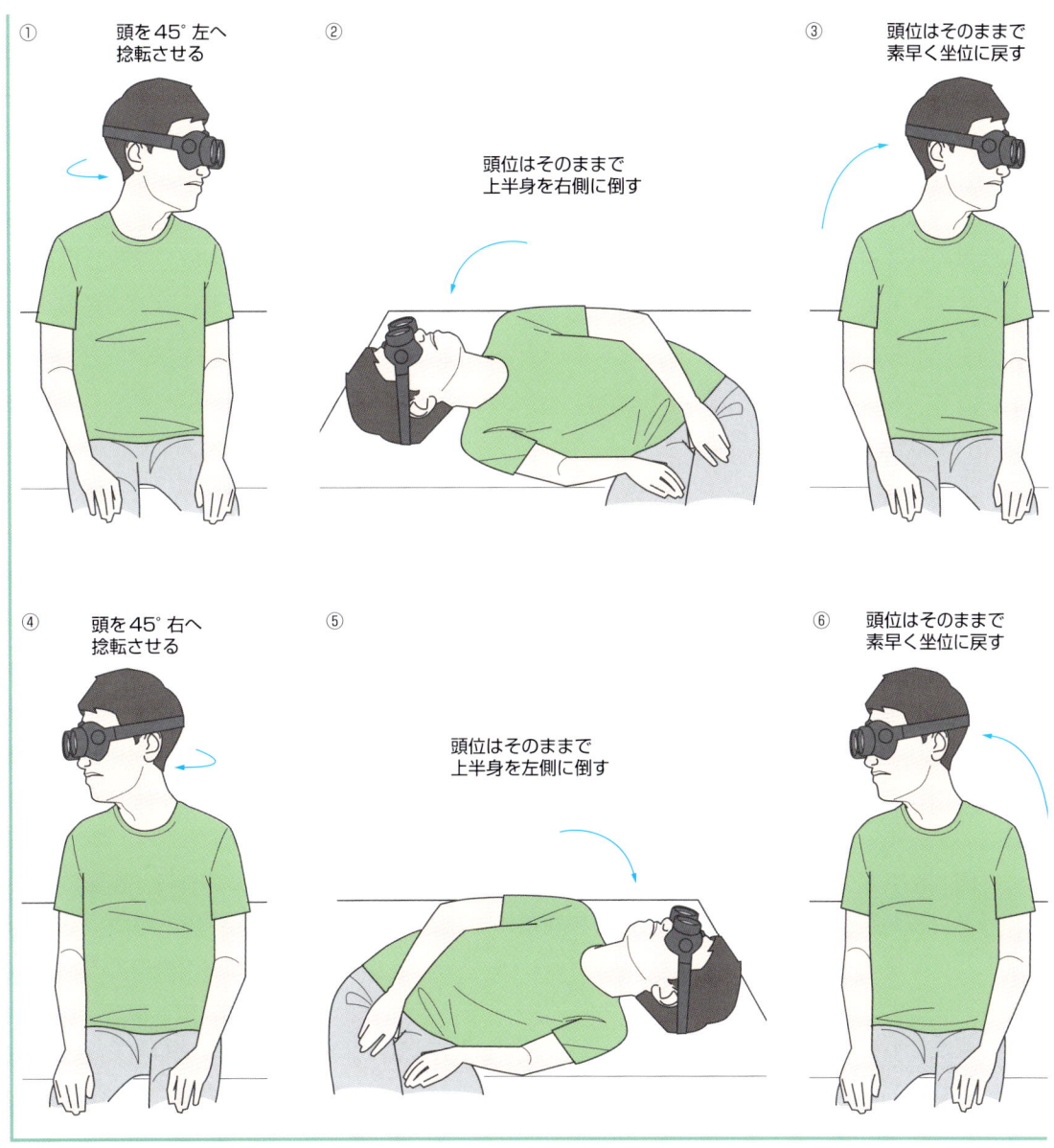

**図8 ▶ Dix-Hallpike の変法**

### この診察でわかること

✓ 頭位変換性眼振 ⇒ 良性頭位変換性めまい

4. 顔・耳・飲み込みのみかた（2） 31

## 軟口蓋のみかた

### 1 軟口蓋偏位とカーテン徴候

患者に「アー」と言ってもらい，口蓋垂の先端部でなく，基部に着目して左右への偏位を確認し，麻痺の有無などをみます．正常であれば軟口蓋はまっすぐ上方に挙上します．一側に麻痺があると麻痺側の軟口蓋の挙上は起こらず，軟口蓋の中心が健側に引っ張られて偏位してしまいます（図9）．両側の麻痺の場合は，軟口蓋は全く挙上しません．咽頭筋の一側の麻痺では，「アー」と言ってもらうと咽頭後壁はカーテンを引くときのように一側に引っ張られて動くため，カーテン徴候と呼ばれています（図9）．

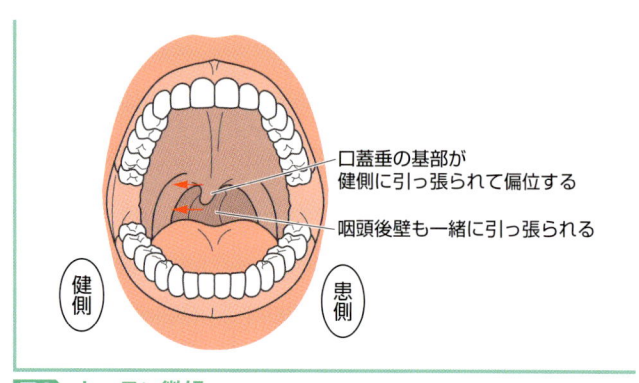

**図9 カーテン徴候**

### 2 咽頭反射より軟口蓋反射

軟口蓋を綿棒もしくは舌圧子で軽く刺激することで，以下に述べる反射を判定します．軟口蓋反射は，図10aのように軟口蓋の外側から正中に向けて軽くこすります．正常であれば，刺激により両側の軟口蓋が挙上します（図10b）．一側の刺激により軟口蓋が挙上せず，対側の刺激で軟口蓋が挙上した場合，軟口蓋が挙上しない側で軟口蓋反射消失となります．咽頭反射で調べる方法も知られていますが，正常人でも反射が欠如することがあり，また強い催吐反射を誘発するので患者にとって不快であることからも，できれば避けたい検査です．咽頭反射の説明は省略します．

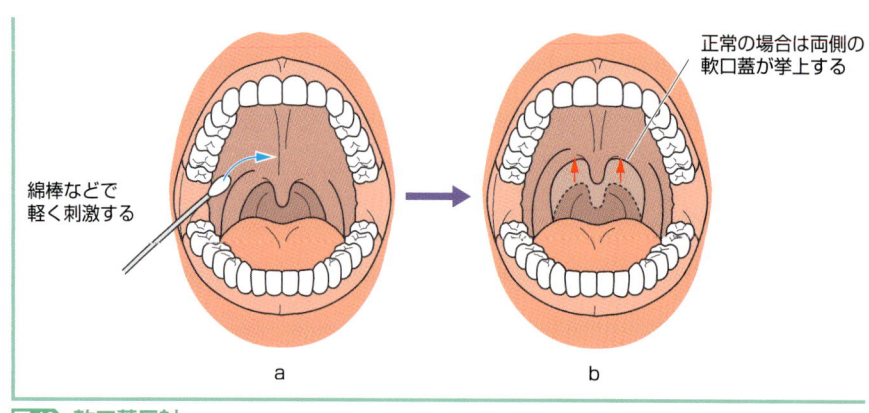

**図10 軟口蓋反射**

> **この診察でわかること**
>
> ✓ 軟口蓋偏位
>   - 一側の偏位，カーテン徴候
>     ⇒ 舌咽，迷走神経障害；Wallenberg症候群（延髄外側の梗塞），延髄空洞症，後頭蓋窩の腫瘍，外傷，頸静脈孔の腫瘍など
>   - 両側の麻痺
>     ⇒ (i)両側の錐体路障害；両側テント上脳血管障害
>     　(ii)その他の要因；筋萎縮性側索硬化症，Guillain-Barré症候群，多発性筋炎など
> ✓ 軟口蓋反射
>   　一側の軟口蓋反射の消失 ⇒ 消失側の舌因神経障害

## 病棟で必要になる嚥下のみかた

　ここでは，嚥下障害を否定するためのスクリーニングテストを紹介します．

　まず，反復唾液嚥下テストを行います．図11のように，指で甲状軟骨の動きを確認しながら空嚥下（唾液を嚥下）してもらいます．30秒間で3回唾液を嚥下できれば合格です．30秒間で2回以下の場合は，嚥下障害の感度は98％，特異度は66％と言われています．非常に簡単でベッドサイドでできる検査ですが，意識障害，認知症などで指示が伝わらない場合は実施不可能です．

**図11** 反射唾液嚥下テスト（甲状軟骨に指を当てて唾液を嚥下してもらう）

　続いて，水飲みテストを行います．30mLの水を用意し，患者に飲んでもらいます．1回でむせることなく5秒以内で飲み干せれば正常です（図12a）．1回でむせることなく飲み干せても5秒以上かかったり，むせはしないが2回以上に分けて飲む場合は嚥下障害の疑いがあると考えられます．1回で飲めるがむせる，2回以上に分けてもむせる，むせてしまい全量を飲めない場合は嚥下障害があると考えてよいでしょう．また，水飲みテストのとき，図12bのように，聴診器を甲状軟骨の外側付近に当て嚥下音を聴きます．嚥下後に澄んだ呼吸音が聴こえれば正常です．飲み込んでいるときに水泡音が聴こえたり嚥下後に喘鳴音が聴こえたりした場合は異常です．水飲みテストのときにパルスオキシメーターも同時に使用し，3％以上低下した場合は誤嚥の可能性があります．

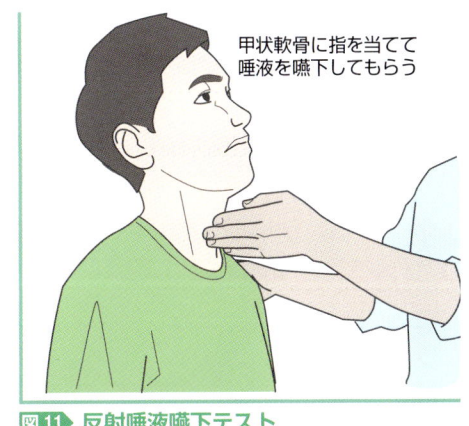

　以上をまとめると，反復唾液嚥下テスト，水飲みテスト，水飲みテスト時の聴診，パルスオキシメーターによる酸素飽和度がいずれも正常なら，嚥下障害の可能性は低いと判断します．

a　30mLの水を飲んでもらう　　　b　水飲みテストと同時に嚥下音を聴診

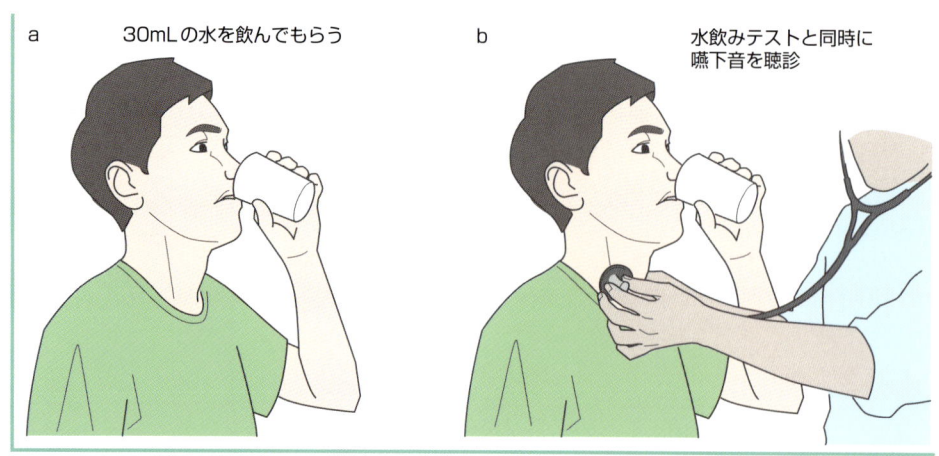

**図12　水飲みテスト**

> **この診察でわかること**
>
> ✓ 嚥下障害；反復唾液嚥下テスト，水飲みテスト（同時に聴診）
>   ⇒ (i)舌咽，迷走神経障害；Wallenberg症候群（延髄外側の梗塞），脳梗塞，延髄空洞症，後頭蓋窩の腫瘍，外傷，頸静脈孔の腫瘍
>   (ii)その他の要因；Parkinson病，Parkinson症候群，筋萎縮性側索硬化症，Guillain-Barré症候群，多発性筋炎など

## 構音

スクリーニングの方法としては，よく「パタカパタカパタカ」という発声を使います．
顔面神経麻痺のようなときは，口唇音である「パ」が「ファ」と聞こえます．舌の麻痺があれば，舌音であるタ行がうまく発音できなくなります．軟口蓋の麻痺があると，カ行がうまく発音できません．

> **この診療でわかること**
>
> ✓ 構音障害；「パタカパタカ」の発声
>   ⇒ 顔面神経麻痺，Wallenberg症候群（延髄外側の梗塞），延髄空洞症，後頭蓋窩の腫瘍，外傷，頸静脈孔の腫瘍，脳血管障害，筋萎縮性側索硬化症，Parkinson病，Parkinson症候群，Guillain-Barré症候群，多発性筋炎など

## 舌

　まず，口を開けてもらい，舌を口腔内に自然に置いた状態で，舌に細かいふるえ，いわゆる線維束攣縮があるかどうかを観察します．挺舌時には，正常でも舌に細かなふるえが生じることがあるので線維束攣縮を観察するには注意が必要です．舌の萎縮は，舌の表面がでこぼこして見え，特に外側辺縁部に目立ちます．次に，舌をまっすぐ出してもらったとき，どちらかに明らかに偏位した場合は，偏った側が麻痺側になります（図13）．

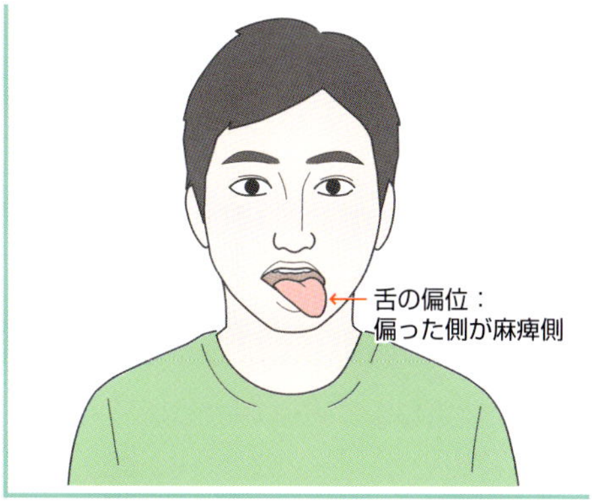

図13 ▶ 舌の偏位

### この診察でわかること

☑ 舌の攣縮，萎縮，偏位
- 線維束攣縮
　⇒ 下位運動ニューロンの障害；筋萎縮性側索硬化症などの運動ニューロン疾患
- 両側の萎縮
　⇒ 下位運動ニューロンの障害；筋萎縮性側索硬化症などの運動ニューロン疾患
- 片側の萎縮
　⇒ 下位運動ニューロンもしくは末梢神経の障害；脊髄空洞症，頸静脈孔近辺の腫瘍，外傷，運動ニューロン疾患の初期
- 偏位
　⇒ (i)下位運動ニューロンの障害；脊髄空洞症，頸静脈孔近辺の腫瘍，外傷，運動ニューロン疾患の初期など
　　(ii)上位運動ニューロンの障害；偏位側と反対側の大脳病変

# 5　手・足のみかた（1）

　この章では手（上肢）のみかたを説明します．視診から始めて筋トーヌス，筋力の順で診察していきます．手の徴候だけで1冊の本が書けると言われるほど多くの所見がありますが，ここでは皆さんが日常診療でよく遭遇する所見を取り上げます．

## 視　診

　上肢の視診から始めます．肩甲帯と上腕部の近位部と，前腕から手の遠位部に分けて，筋萎縮や肢位異常をみていきます．その際に，左右差を確認することも重要です（図1）．日常診療でしばしばみられる肢位異常と筋萎縮所見をいくつか紹介します．

### 1 Mann-Wernicke肢位
　図2に示すような肢位は，痙性の片麻痺患者でみられる肢位異常です．それぞれの関節の様子については省略しますが，イメージで覚えておくとよいでしょう．

### 2 垂れ手（drop hand）
　手が背屈できず，だらんと垂れ下がった肢位です．「飲酒後，目が覚めたら，手首から先が麻痺している」と言って受診してくることが多いです．上腕での機械的圧迫にて橈骨神経が障害を受けると生じます（図3）．

### 3 Parkinson病の手
　Parkinson病患者に特徴的で，図4のような肢位をとりますが，一見，ペンを持つ手に似ています．Parkinson病患者を歩行させて観察すると，軽度の場合でも認めやすくなります（図5）．

### 4 母指球の萎縮
　母指球（図6の矢印部）の隆起は正中神経に支配される筋群から成り立っているので，手根管症候群による正中神経麻痺でよくみられる筋萎縮です（図6）．

### 5 小指球の萎縮，母指-示指（第1〜2指）間背側の筋萎縮
　小指球の萎縮と第1〜2指間背側の筋萎縮は，尺骨神経の障害でみられます（図7）．

### 6 母指球と小指球両方の萎縮
　母指球と小指球両方が萎縮すると猿の手に見えるので「猿手」と呼ばれています（図8）．
　母指球，小指球を支配する正中神経，尺骨神経の上位の障害で起こるわけですから，頸椎症，脊髄空洞症，筋萎縮性側索硬化症などでみられます．

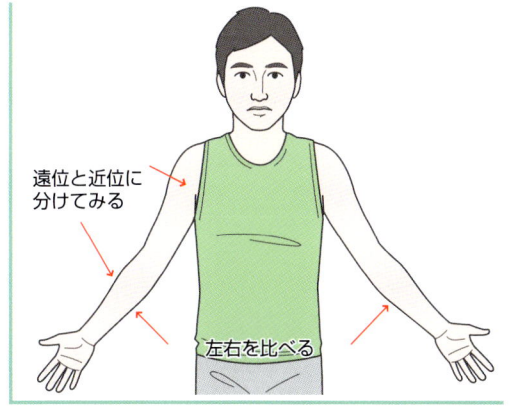

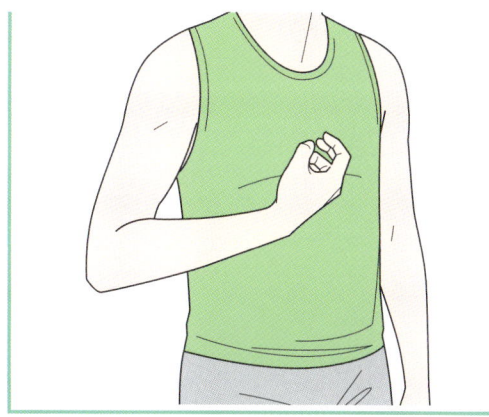

**図1** 上肢の視診
- 遠位と近位に分けてみる
- 左右を比べる

**図2** Mann‐Wernicke 肢位

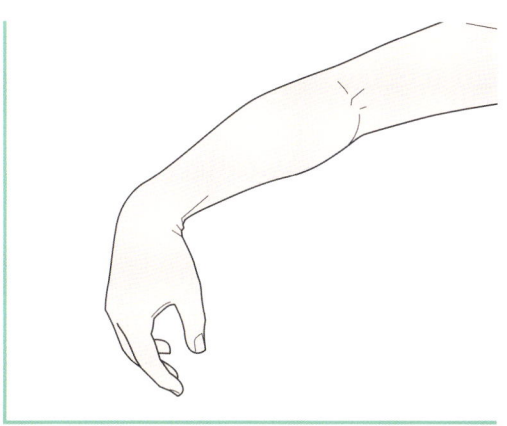

**図3** 垂れ手（drop hand）

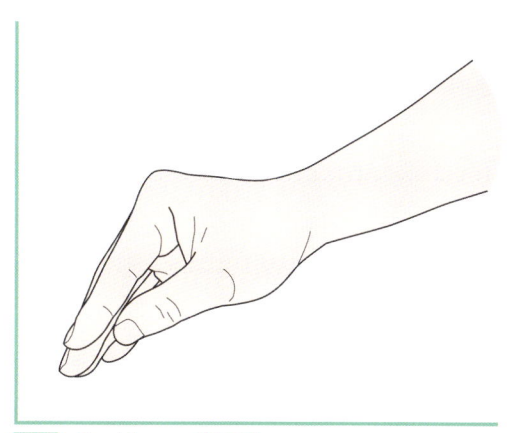

**図4** Parkinson病の手

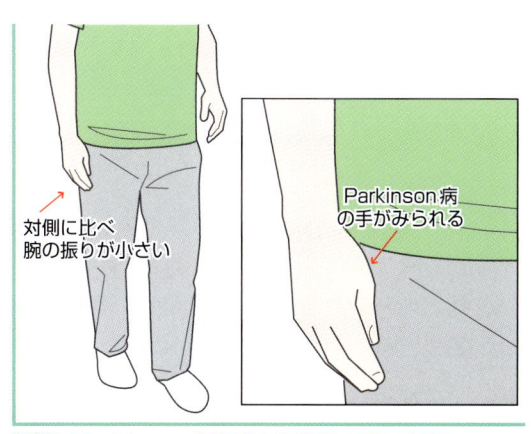

**図5** Parkinson病患者の歩行時の手の様子
- 対側に比べ腕の振りが小さい
- Parkinson病の手がみられる

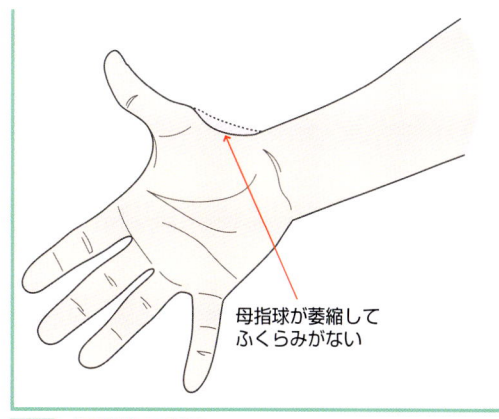

**図6** 母指球の萎縮
- 母指球が萎縮してふくらみがない

5．手・足のみかた（1）

a. 小指球の萎縮
小指球が萎縮してふくらみがない

b. 第1〜2指間背側の筋萎縮

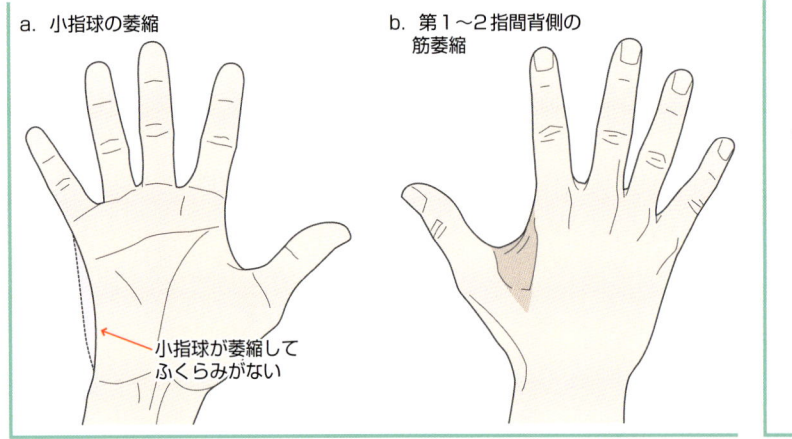

母指球，小指球ともに萎縮している

図7 ▶ 小指球の萎縮と第1〜2指間背側の筋萎縮

図8 ▶ 猿手

### この検査でわかること

☑ 視診
- Mann-Wernicke 肢位 ⇒ 痙性片麻痺
- 垂れ手 ⇒ 橈骨神経の障害
- Parkinson 病の手 ⇒ Parkinson 病
- 母指球の萎縮 ⇒ 正中神経の障害
- 小指球の萎縮，母指-示指間背側の筋萎縮 ⇒ 尺骨神経の障害
- 母指球と小指球両方の萎縮 ⇒ 頸椎症，脊髄空洞症，筋萎縮性側索硬化症

## 不随意運動

日常診療で遭遇する機会が多い不随意運動について解説します．ここでは，振戦を取り上げます．

### 1 振戦

本態性振戦と Parkinson 病の振戦が有名です．

振戦のみかたは，坐位にて膝の上に両手を置いた状態で静止時振戦の有無を観察します．静止時振戦は Parkinson 病でみられるのが代表的です．時に指の腹をすり合わせるような運動となり，"丸薬を丸めるような振戦"と呼ばれます（図9）．100 − 7 などの暗算負荷を行うと増強することが知られています．

上肢を伸展挙上していると誘発される姿勢時振戦は，本態性振戦で特徴的です．姿勢時振戦は，胸の前で両側の示指の先が触れるか触れないかぐらいの位置に保持させることで観察しやすくなります（図10）．示指同士が"フェンシング"をするようにふるえる動きがみられ，決闘者徴候とも呼ばれます．

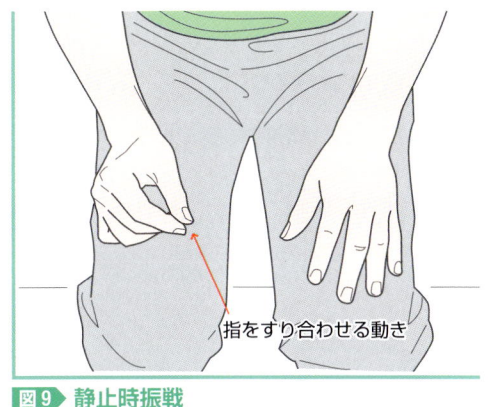

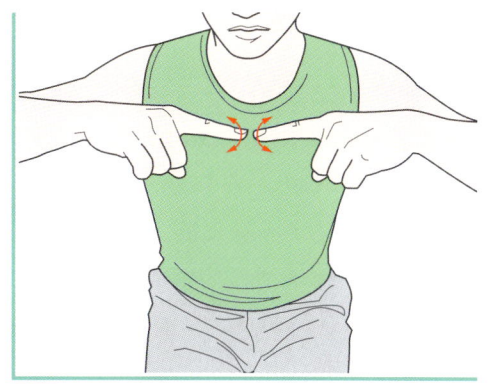

**図9** 静止時振戦　　　　　　　　　　　**図10** 姿勢時振戦

### 2 羽ばたき振戦

　肝性脳症で特に有名ですが，日常診療でしばしば経験する不随意運動の一つです．両上肢を挙上し，両手首を背屈することで力が抜け，続いて，元の位置に戻そうと背屈します（**図11**）．手がパタパタ羽ばたくように見えるため，羽ばたき振戦といいます．また両上肢が「ガクッ」と力が抜けるような動きが誘発されます．

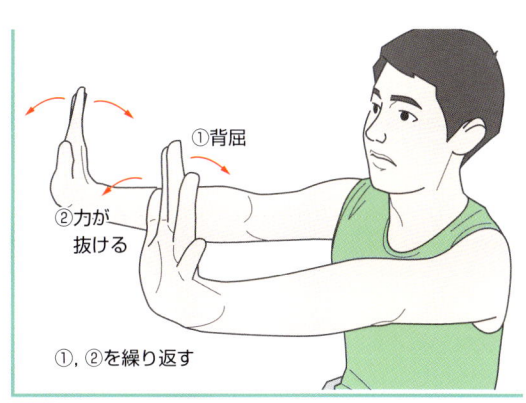

**図11** 羽ばたき振戦

#### この検査でわかること

☑ 振戦
  - 本態性振戦 ⇒ Parkinson病
  - 羽ばたき振戦 ⇒ 肝性脳症

## 筋トーヌスの異常

　ここでは，トーヌスの亢進について説明します．トーヌスの亢進は痙縮と固縮に分けられます．

## 1 痙　縮

　まず，痙縮から説明します．患者の肘関節を90°屈曲させ，前腕の回内・回外運動を検者が他動的に行います．素早く行うのがコツです．痙縮がある場合は，回内したときには抵抗がありませんが，回外したときに抵抗を感じます（図12）．痙縮が認められる場合は，錐体路障害があると考えられます．

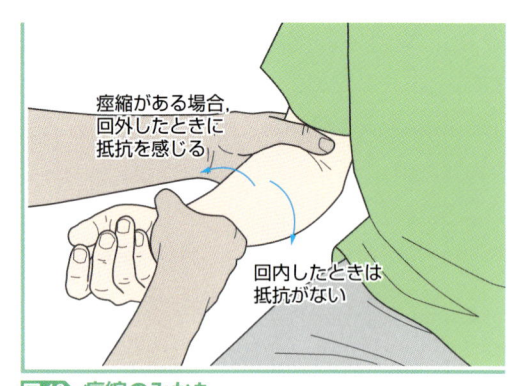

**図12　痙縮のみかた**
（痙縮がある場合，回外したときに抵抗を感じる／回内したときは抵抗がない）

## 2 固　縮

　次に，固縮について説明します．痙縮と同様の診察をすると，固縮がある場合は，痙縮のように抵抗が回内・回外で解離することなく，両方の運動で同じように抵抗が感じられます．ただ，固縮をみる場合は，手首と手指で行った方が観察しやすいことが知られています．手関節は，背屈・掌屈させて抵抗の有無をみます（図13）．手指では，患者の手指の先端に検者の手掌を当て，図14のように前後に動かして抵抗の有無をみます．固縮は，錐体外路障害でみられますが，Parkinson病でみられる固縮は，カクン，カクンとした抵抗感で歯車を回転させるときの感じになるため，歯車様硬直と呼ばれています．

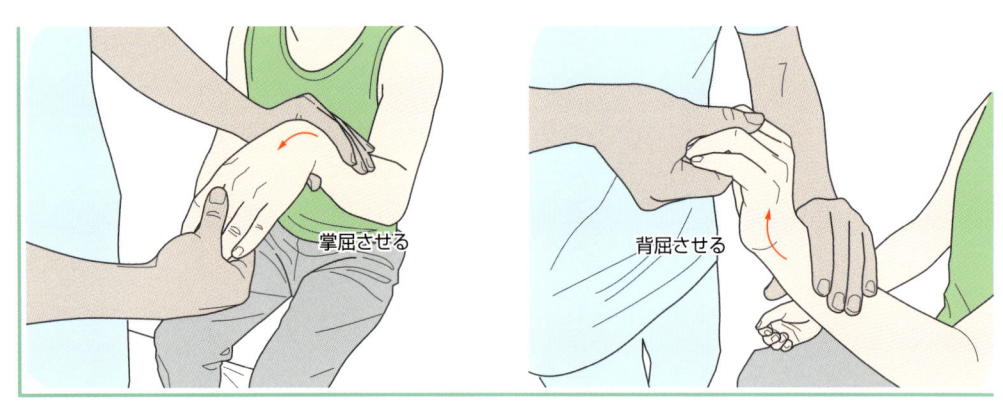

**図13　手関節の固縮のみかた**
（掌屈させる／背屈させる）

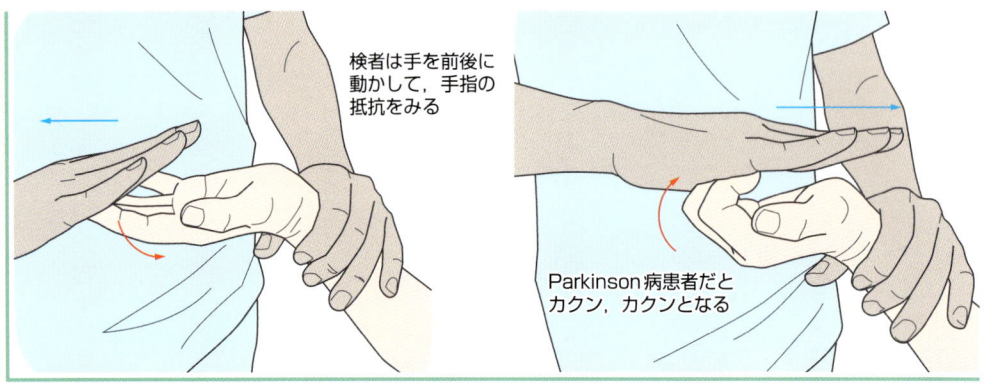

**図14　手指の固縮のみかた**
（検者は手を前後に動かして，手指の抵抗をみる／Parkinson病患者だとカクン，カクンとなる）

また，固縮がわかりにくい場合，誘発法にて観察することができます．図15のように検査する側の手首を掌屈・背屈させながら，対側の手を「お星さまキラキラ」をするようにクルクル動かしてもらうと，固縮が増強し検出しやすくなります．固縮のみかたに慣れないうちは，この増強法を行う方が診察しやすいかもしれません．

掌屈・背屈させる．
反対側の手の動きにより固縮が誘発される

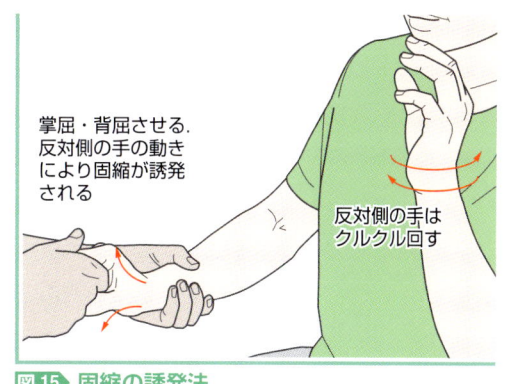

反対側の手はクルクル回す

図15 ▶ 固縮の誘発法

> **この検査でわかること**
>
> ✓ 痙縮 ⇒ 錐体路障害
> ✓ 固縮 ⇒ 錐体外路障害（Parkinson病）

## 上肢における錐体路徴候

### 1 上肢のBarré徴候

　閉眼して，手掌を上にして両腕を前方に挙上してもらいます．そのまま両腕を水平に保つように患者に指示します．一側に麻痺がある場合は，麻痺側が回内し，徐々に下に落ちてきます（図16）．時に，徒手筋力テストで筋力低下が明らかでないのに，Barré徴候の検査を行うと手の回内がみられることがあります．それは，錐体路障害による前腕回内筋のトーヌスの亢進が起こっているためと考えれられています．錐体路障害をスクリーニングするうえで非常に有用な徴候と言えます．上肢の筋力を調べるときは，いきなり徒手筋力テストを行うのではなく，Barré徴候からみることをお勧めします．

閉眼して，手掌を上にして両腕を水平に保つ

麻痺側が回内し，徐々に下に落ちる

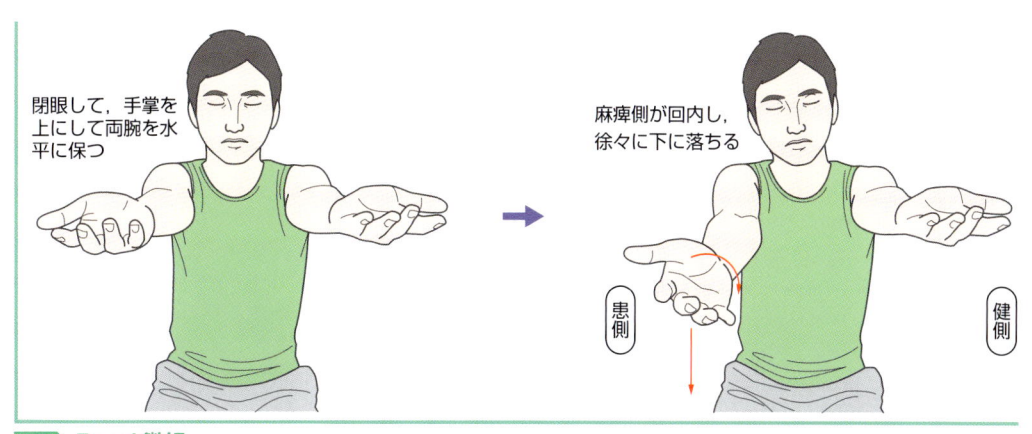

患側　　健側

図16 ▶ Barré徴候

5. 手・足のみかた（1）　41

### 2 第5手指徴候

　手掌を下向きにして両上肢を水平前方に提出させると，麻痺側の薬指（第4指）と小指（第5指）の間が開く徴候です（図17）．

第4指と第5指の間が開く

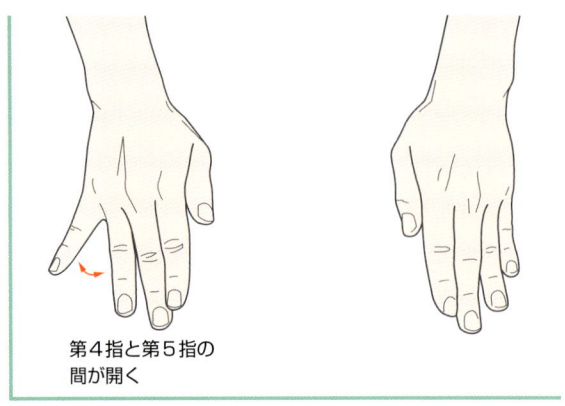

図17 第5手指徴候

**この検査でわかること**

✓ 上肢の Barré 徴候，第5手指徴候 ⇒ 錐体路障害

# 6 手・足のみかた（2）

　手・足のみかたの第2部では，少し詳しい，でも必要最低限の上肢の筋力検査のしかたと協調運動障害のみかた，そしてちょっとしたコツについて解説します．

## 上肢筋力検査

　上肢の筋力の評価については，教科書を見ると覚えきれないほどの筋肉とそれらの評価方法が紹介されています．もちろん神経学的診察では，筋力の評価は最も重要な部分ではあります．しかし，時間の限られた初期研修の間にすべてをマスターすることは困難です．身体の上から下に向かって，主な筋に着目して評価を進めるとよいでしょう．

　筋力評価の説明の前に，筋力低下の記載方法について整理しましょう．

　個々の筋力は次のように6段階に分け，数値で記載します．

　　5＝正常：検者の強い力に抵抗し，打ち勝って完全に運動できる
　　4＝良好：ある程度の力に抵抗し，打ち勝って完全に運動できる
　　3＝やや良好：抵抗を加えなければ，重力に抗して完全に運動できる
　　2＝不良：重力を除けば，完全に運動できる
　　1＝痕跡：筋の収縮が起こるが，関節は運動できない
　　0＝筋の収縮がない

　考えかたとしては，重力に逆らって運動できれば「3」以上とすればよいと思います．「4」は，重力にはもちろん逆らって運動できますが，検者の「目一杯」の力には打ち勝てない筋力とします．

　この6段階評価は，主観的になってしまいますが，経時的に1人の患者の筋力を検査するときには，定量的に表現できるので便利です．

### 1 上腕二頭筋（biceps brachii）

　前腕を回外して肘を屈曲させる力をみます（図1）．図の➡が患者の力の方向で，➡が検者の力の方向です．患者に「力こぶを作ってください」と声をかけるとスムーズに行えます．

**この診察でわかること**

✓ 上腕二頭筋の筋力低下 ⇒ 脊髄神経根レベル C5，6の障害

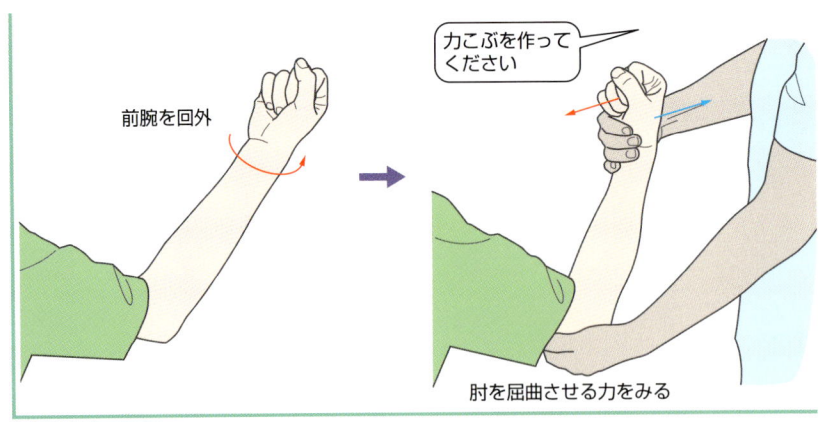

図1 上腕二頭筋の筋力評価

### 2　上腕三頭筋（triceps brachii）

　日常の診療では，二頭筋とは逆に前腕を回内させて90°に屈曲した状態で，肘を伸展させる力をみます（図2）．正確に検査する場合は，坐位で上肢を側方に挙上した肢位で，肘を伸展させることで筋力を評価します（図3）．図の➡が患者の力の方向で，➡が検者の力の方向です．患者に「手を伸ばしてください」と声をかけます．

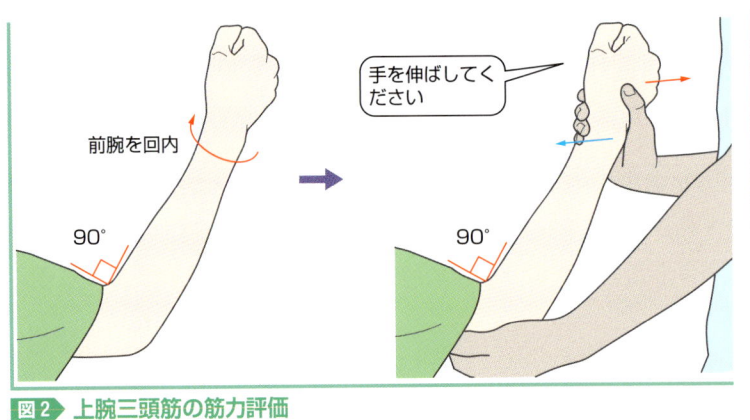

図2 上腕三頭筋の筋力評価

図3 上腕三頭筋の筋力評価（より正確な方法）

**この診察でわかること**

✓ 上腕三頭筋の筋力低下　⇒　脊髄神経根レベル C7 の障害

## 3 長母指外転筋（abductor pollicis longus：APL）

この筋をみるときは，じゃんけんの「パー」のように手を開いてもらいます．親指は手掌と同一面上を保ったまま外転させて検査しますが，そのとき，手首を背屈させるのがコツです（図4）．図5の➡が患者の力の方向で，➡が検者の力の方向です．

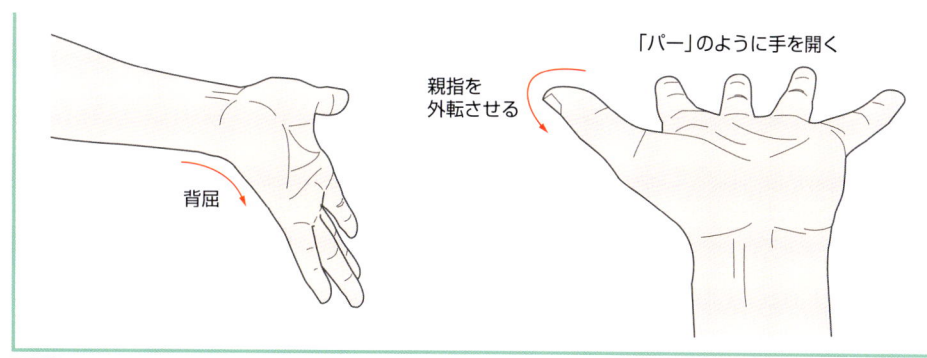

**図4** APLの筋力をみるときの患者の手

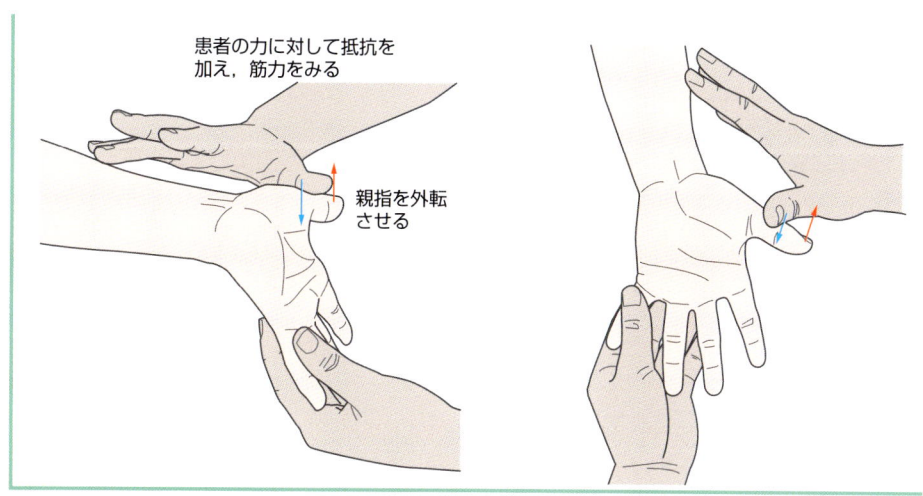

**図5** APLの筋力のみかた

---

**この診察でわかること**

✓ 長母指外転筋の筋力低下 ⇒ 脊髄神経根レベルC7の障害．末梢神経レベルでは橈骨神経麻痺

---

6. 手・足のみかた（2）　45

### 4 母指内転筋（adductor pollicis：AP）

　図6のように母指を含めたすべての手指を伸展した状態で，母指を示指の方に内転させて検査します．実際には，手指を伸展したまま母指と示指の間に紙を挟んでもらい，紙を引っ張ったときに抜けるかどうか調べます（図7）．注意する点は，示指を伸ばし，母指も屈曲させずに検査することです．屈曲してしまうと母指屈曲筋をみていることになってしまいます．

　この検査では6段階評価で筋力を表現するのは困難であるため，紙が抜けてしまえば「筋力低下あり」とします．この筋肉は，末梢神経レベルでは尺骨神経支配となっています．

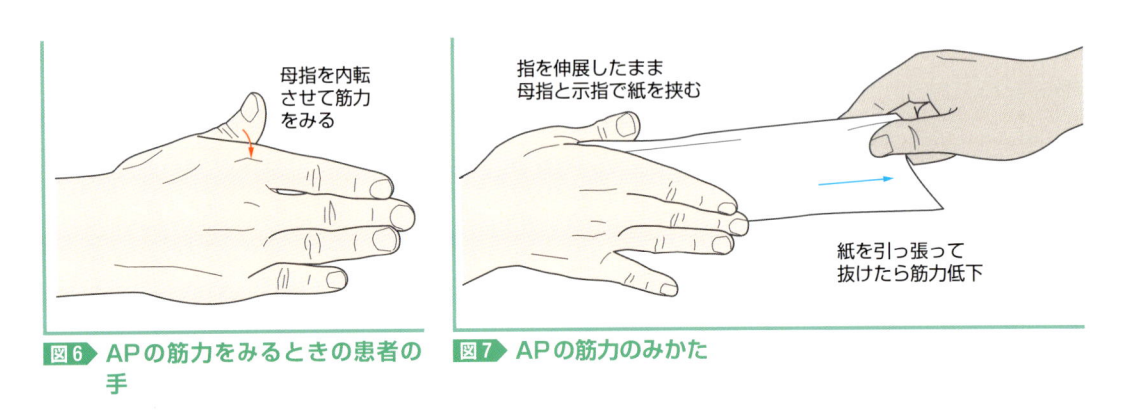

**図6** APの筋力をみるときの患者の手

**図7** APの筋力のみかた

> **この診察でわかること**
> ✓ 母指内転筋の筋力低下 ⇒ 脊髄神経根レベルC8の障害．末梢神経レベルでは尺骨神経麻痺

### 5 短母指外転筋（abductor pollicis brevis：APB）

　呪文のようで，もうそろそろいやになっている研修医の皆さんもいるかもしれませんね．でもご心配なく．筋肉の名前はさほど気にせず，どのような筋力をみているか覚えておけばよいでしょう．この筋をみるときは，図8のように，すべての手指を伸展した状態にします．APLのときと違って，手首は掌屈・背屈をせず中間位にするのがコツです．続いて垂直に母指を立ててもらいます（図9a）．検者は，その母指に対して患者の示指の方向に力を入れます．そして，患者にその力に抵抗して垂直位を保ってもらいます．患者には「自分の顔の方向に親指を立ててください」と声をかけるとわかりやすいです．図9b, cの →が患者の力の方向で，→が検者の力の方向です．

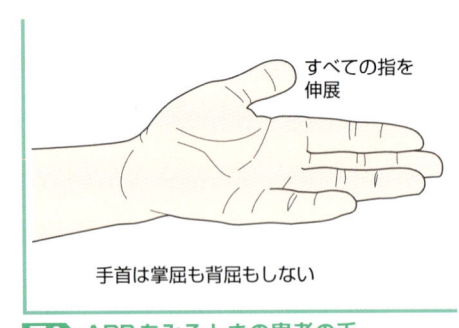

**図8** APBをみるときの患者の手

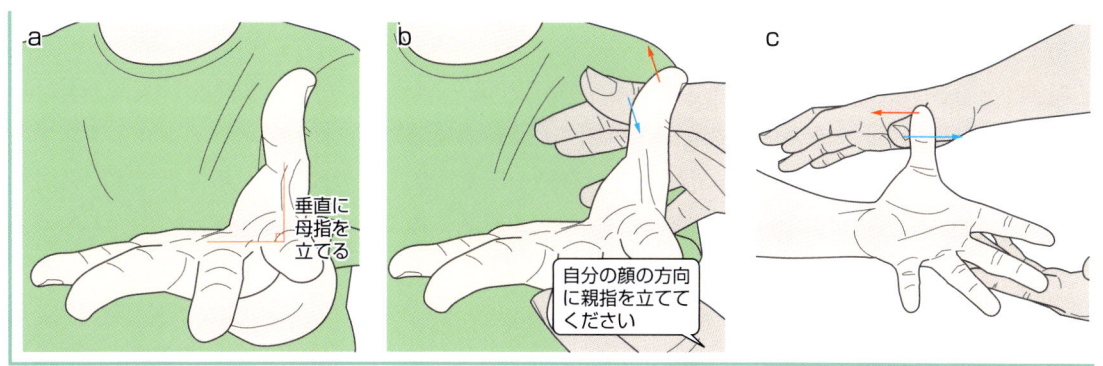

**図9** APBの筋力のみかた

> **この診察でわかること**
> 
> ✓ 短母指外転筋の筋力低下 ⇒ 脊髄神経根レベルC8の障害．末梢神経レベルでは正中神経麻痺

　母指内転筋，短母指外転筋の両方の筋力が低下していれば，脊髄神経根レベルC8の障害が疑われます．もちろん上位ニューロンの障害，例えば脳梗塞などでもこれら2つの筋の筋力低下は起こります．

## 6　上肢の末梢神経支配

　APLは橈骨神経支配，APBは正中神経支配，APは尺骨神経支配です．したがって，正中神経麻痺のみの場合はAPBのみ筋力低下となり，他のAPL，APの筋力は保たれることになります．尺骨神経麻痺のみの場合は，APのみ筋力が低下し，APL，APBの筋力は保たれます．図10の➡の方向が，それぞれの末梢神経により筋が作用する方向です．このことさえわかってしまえば，親指1本で上肢の末梢神経障害の診断ができることになります．

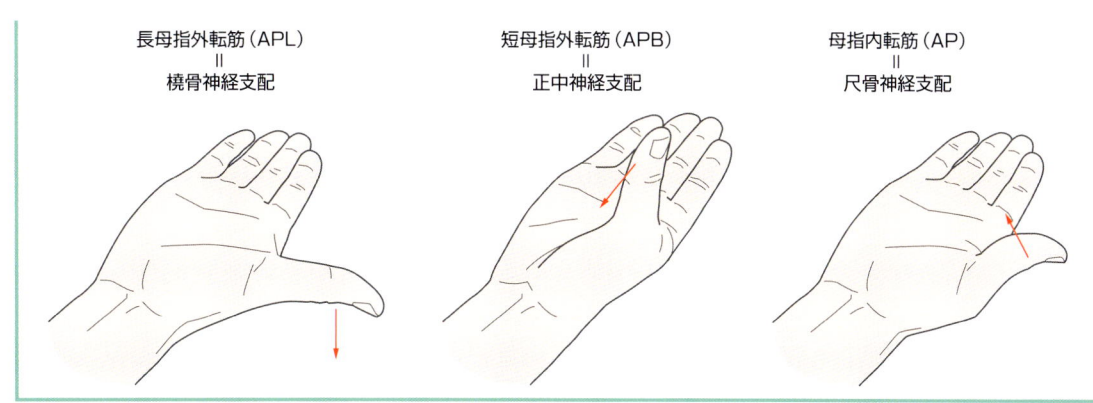

**図10** 親指でわかる末梢神経支配

## 上下肢協調運動

続いて，協調運動障害のみかたを説明します．

運動の協調性に関して最も重要な器官は小脳です．協調運動障害は，大学のベッドサイドティーチングで誰でも1度は出くわしたことのある，脊髄小脳変性症で顕著にみられる障害です．初期研修の間は，小脳の血管障害をみる際に協調運動障害を経験することが多いでしょう．

### 1 指鼻試験

患者は坐位で両手を横に伸ばし，左右交互に示指の先を自分の鼻まで正確にもっていくよう指示します（図11）．異常の有無がはっきりしない場合は，後述の鼻指鼻試験をするか，仰臥位で再度行ってみるとよいでしょう（図12）．

小脳疾患による協調運動障害があると，運動の制御開始が遅れるため目標を行きすぎてしまいます（測定過大といいます）．そこでそれを制御しようとしますが，それもまた遅れてしまうので指先がゆらゆら揺れ，揺れ幅を減衰させながら目標の鼻に到達していきます（図13）．また，一側の小脳障害患者をみる場合のコツは，閉眼して両手を横に伸ばした状態から，合図と同時に素早く両方の示指を鼻にもっていくように指示します．障害がある側では，図14に示すように鼻への到達が遅延します．

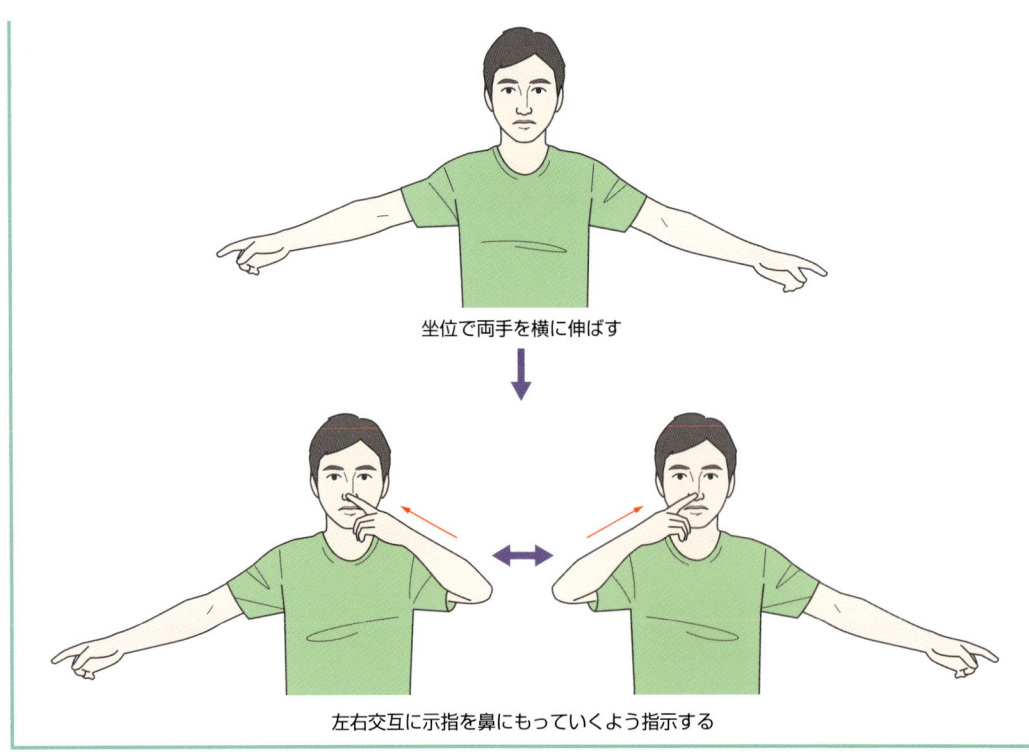

**図11 ▶ 指鼻試験**

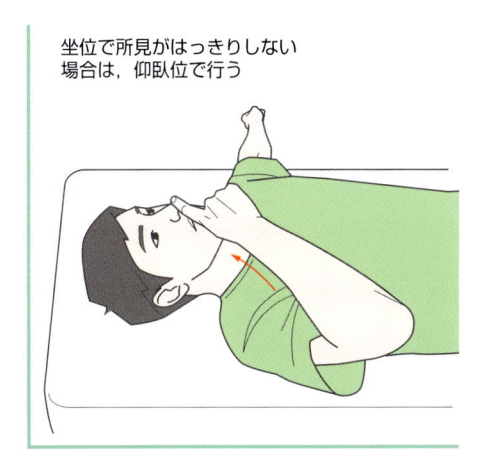

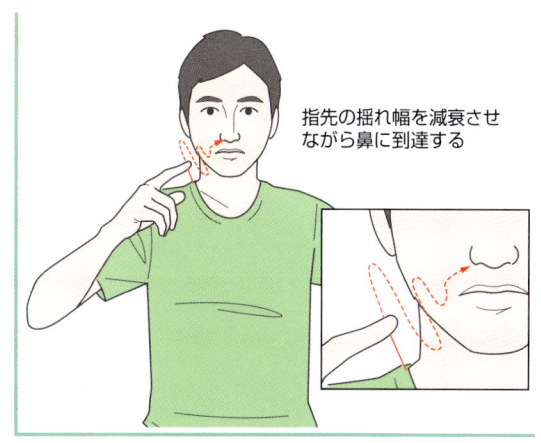

**図12** 仰臥位での指鼻試験
坐位で所見がはっきりしない場合は，仰臥位で行う

**図13** 協調運動障害がある場合の指鼻試験
指先の揺れ幅を減衰させながら鼻に到達する

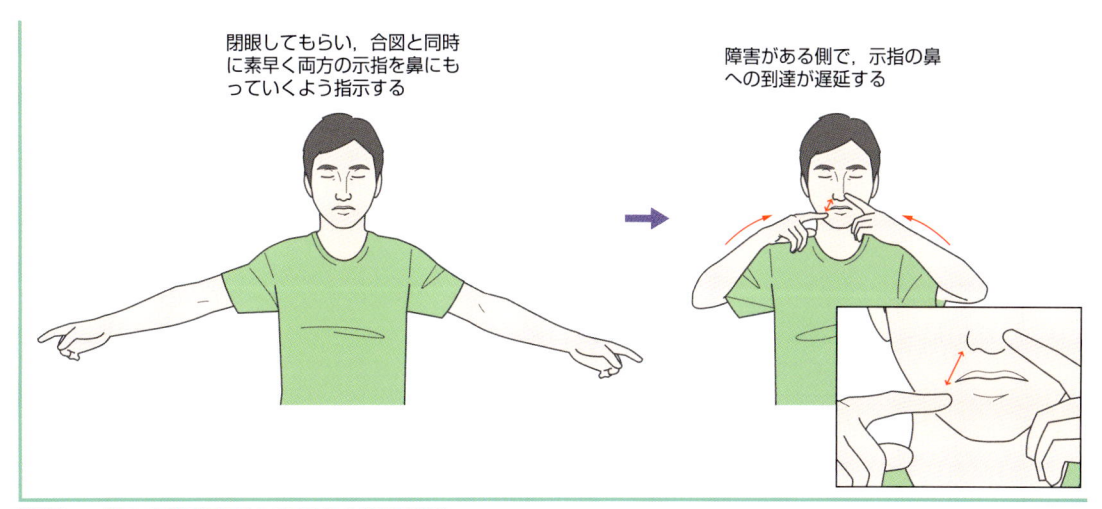

**図14** 一側の小脳障害がある場合の指鼻試験
閉眼してもらい，合図と同時に素早く両方の示指を鼻にもっていくよう指示する
障害がある側で，示指の鼻への到達が遅延する

---

**この診察でわかること**

✓ 指鼻試験
⇒ 小脳障害が主ですが，深部感覚障害でも起こり得ます．ただ，深部感覚障害では視覚補正を除く方が増強するので，以下で述べる鼻指鼻試験でより顕著となります．不全麻痺でも制御障害が起こり，この検査で異常となる場合があります．

## 2 鼻指鼻試験

　指鼻試験で異常の有無がはっきりしない場合は，鼻指鼻試験を行います．患者と検者の間に検者の示指を立てておき，患者に，示指で検者の示指と自分の鼻の間を往復するよう指示します（図15）．軽度の協調運動障害を見つける良い方法です．

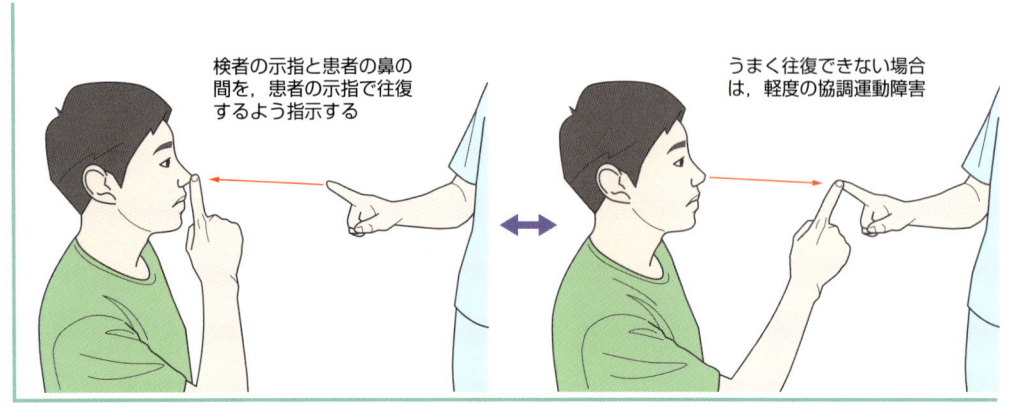

図15　鼻指鼻試験

#### この診察でわかること

- [x] 鼻指鼻試験
  ⇒ 指鼻試験と同様（小脳障害，深部感覚障害，不全麻痺）ですが，深部感覚障害ではより顕著に異常となります．

## 3 膝踵試験

　患者は仰臥位で両足を少し開き，一方の踵をもう一方の膝に乗せます．続いてその踵を脛に沿ってくるぶしのところまで滑らせるよう指示します．踵がくるぶしまで到達したら，元の位置に足を戻してもらいます（図16）．これを左右交互に2～3回繰り返します．

　小脳の障害があると，まず最初の膝への到達の段階で踵がそれてしまいます．普通，膝より大腿側にそれます．また，脛を滑らせている間は，左右にゆらゆらしてしまい，スピードも一定しません．くるぶしから元の位置に足を戻すときも，バタンと乱暴に足を戻すことが多いです．

　日常診療では，時に小脳障害患者以外でもこの異常がみられることがあるため，注意を要します．救急外来などにおいて，脳梗塞で片麻痺がみられる患者でも膝踵試験で上述のような所見を認めることがあります．おそらく運動麻痺による測定異常が生じているためですが，小脳病変との鑑別をするときは，ゆっくり踵膝試験を行います．小脳障害では比較的うまくできますが，麻痺の場合はゆっくり行っても制御がきかず，うまくできない点がポイントになります．

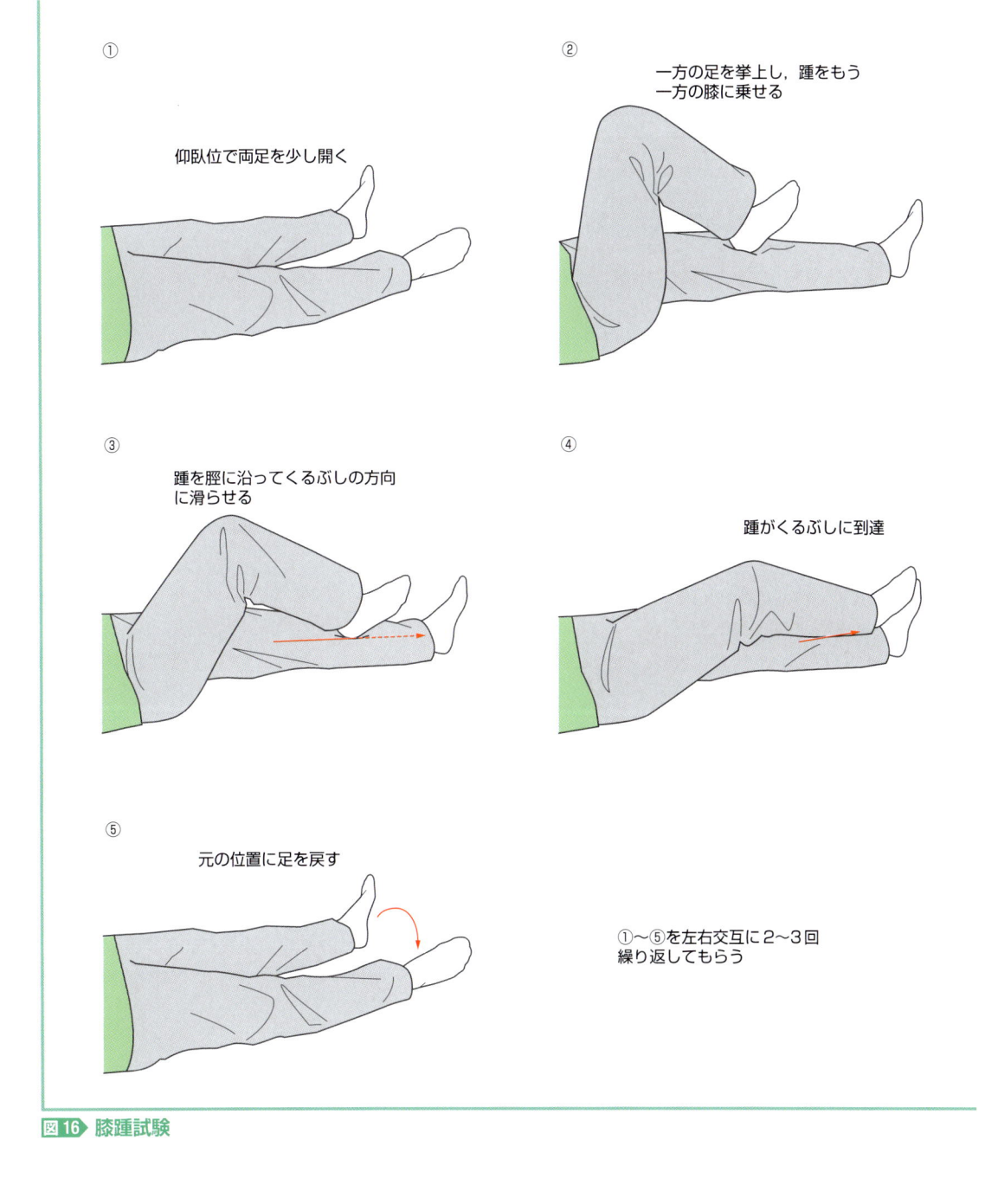

① 仰臥位で両足を少し開く

② 一方の足を挙上し，踵をもう一方の膝に乗せる

③ 踵を脛に沿ってくるぶしの方向に滑らせる

④ 踵がくるぶしに到達

⑤ 元の位置に足を戻す

①〜⑤を左右交互に2〜3回繰り返してもらう

**図16 膝踵試験**

> **この診察でわかること**
>
> ✓ 膝踵試験 ⇒ 小脳障害，深部感覚障害，不全麻痺

# 7 手・足のみかた（3）

この章では，下肢のみかたについて解説します．
知っておくと便利な錐体路障害のスクリーニング法や，ヒステリーの診断に役立つ徴候などを紹介します．

## 下肢の視診

上肢のときと同じように，視診をするときは，患者に両下肢全体が見えるような状態になってもらいます．近位と遠位，それぞれ左右を比べて差がないかどうかを調べます．

筋萎縮の有無など，下肢全体を観察するには，立位で後方からみるのが適しています（図1a）．必要に応じて，メジャーで左右それぞれを測り，差を調べます．測る場所は，下腿では最大径の位置とします（図1b）．大腿では，膝蓋骨底より10cm上方のところで左右を比べます（図1c）．神経疾患とは関係ありませんが，深部静脈血栓症の診断のためにもメジャーをポケットに忍ばせておくと便利です．

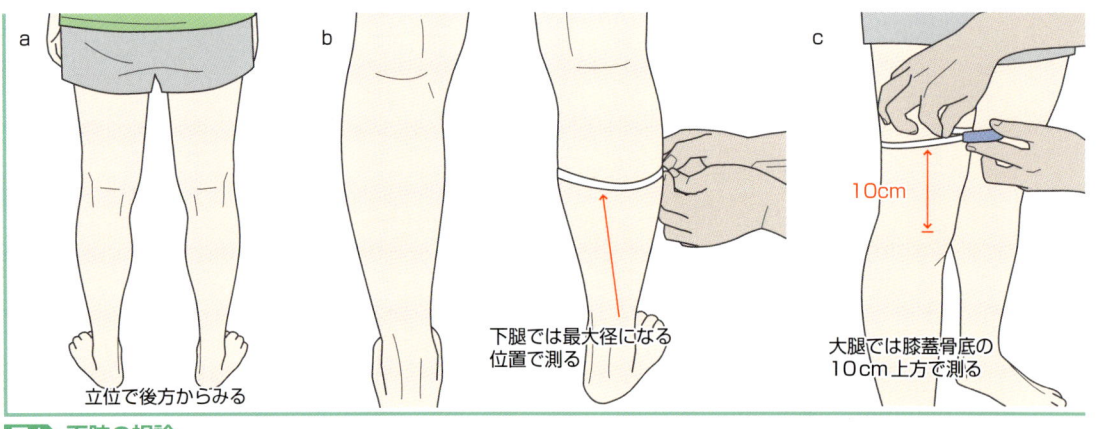

図1 下肢の視診
a 立位で後方からみる
b 下腿では最大径になる位置で測る
c 大腿では膝蓋骨底の10cm上方で測る

次に下肢の肢位異常についてみていきます．研修医の皆さんが救急外来でよく遭遇する脳卒中では，下肢が外旋位をとっていることがあります．詳しい診察をする前に視診だけで片麻痺があることがわかります．片麻痺では，外旋筋群が内旋筋群よりトーヌスが強くなるため，外旋位をとると言われています（図2）．

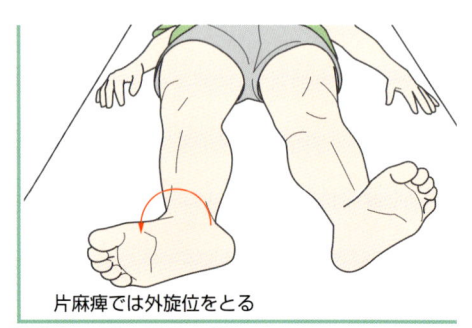

図2 下肢の肢位異常
片麻痺では外旋位をとる

そのほか，両側股関節と膝関節が伸展位で足関節は底屈し，両上肢は肩で内転し，肘・手・指関節で屈曲した状態をとる場合は除皮質硬直を示唆します（**図3**）．両側股関節と膝関節が伸展位で足関節は底屈し，両上肢は伸展し，前腕は回内，手関節と手指を屈曲する状態をとる場合は除脳硬直を意味します（**図4**）．両側股関節と膝関節が伸展位で足関節は底屈し，両上肢は異常なしであれば痙性対麻痺となります（**図5**）．

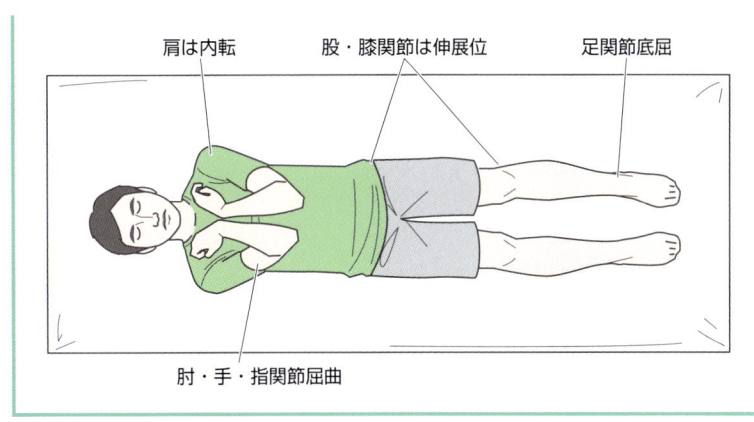

**図3** 除皮質硬直の肢位

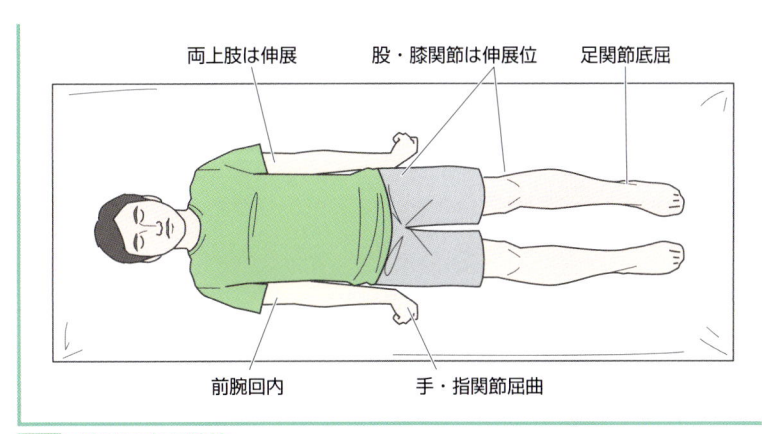

**図4** 除脳硬直の肢位

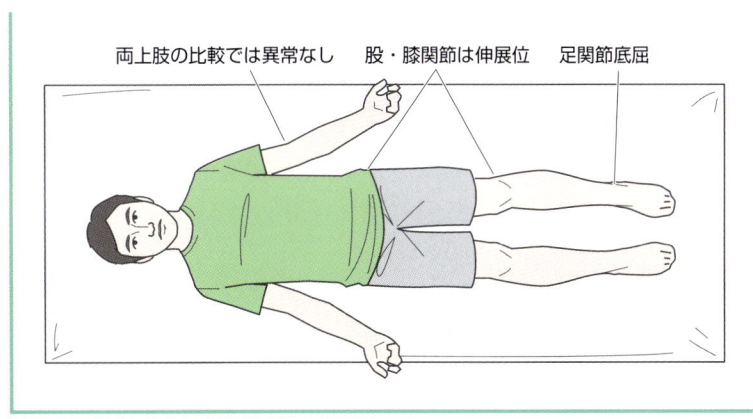

**図5** 痙性対麻痺患者の肢位

> **この診察でわかること**

☑ 下肢の視診
- 下肢近位筋の左右差；片側の大腿四頭筋の萎縮
  ⇒ 糖尿病性筋萎縮症（大腿神経の感覚障害や疼痛を伴うことが多い）
- 下肢近位筋の両側の萎縮；大腿四頭筋の両側萎縮
  ⇒ Duchenne型や肢体型筋ジストロフィーなど
- 下肢遠位筋の両側の萎縮
  ⇒ Charcot-Marie病，顔面肩甲上腕（FSH）型筋ジストロフィーなど
- 下肢遠位筋の左右差
  (i) 前脛骨筋の萎縮 ⇒ 総腓骨神経麻痺
  (ii) 腓腹筋の萎縮 ⇒ S1根障害，坐骨神経障害
- 下肢全体の萎縮
  ⇒ 廃用性筋萎縮，筋萎縮性側索硬化症，多発筋炎，進行性筋ジストロフィーなど
- 下肢一側の外旋位 ⇒ 片麻痺；脳血管障害など
- 両側股関節と膝関節が伸展位で足関節は底屈＋両上肢は屈曲位
  ⇒ 除皮質硬直；広範な皮質の障害
- 両側股関節と膝関節が伸展位で足関節は底屈＋両上肢は伸展・回内位
  ⇒ 除脳硬直；中脳の破壊性病変
- 両側股関節と膝関節が伸展位で足関節は底屈＋両上肢は異常なし
  ⇒ 痙性対麻痺

## 筋トーヌスの異常

### 1 痙 縮

　軽い痙縮を調べる診察方法を紹介します．検者は，仰臥位になっている患者の膝の下に手を入れ，勢い良く膝関節を持ち上げます（**図6**）．正常の場合は，踵がベッドから離れることはありませんが，痙縮がある場合は，膝関節が硬く感じられ，簡単に屈曲しないため踵がベッドから浮いてしまいます（**図7**）．素早く膝関節を持ち上げるのがコツです．速い運動の方が痙縮は検出しやすく，ゆっくり行うと所見がはっきりしないことがあるからです．右と左を比べて，差の有無を調べます．

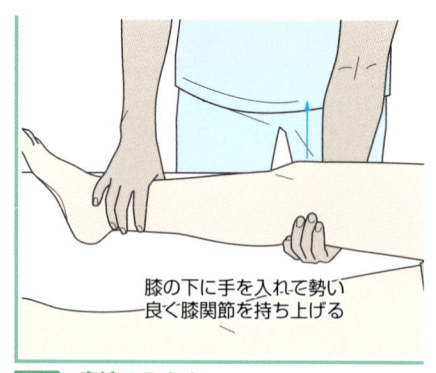

**図6 ▶ 痙縮のみかた**
（膝の下に手を入れて勢い良く膝関節を持ち上げる）

> **この診察でわかること**

☑ 痙縮 ⇒ 上位運動ニューロンの障害

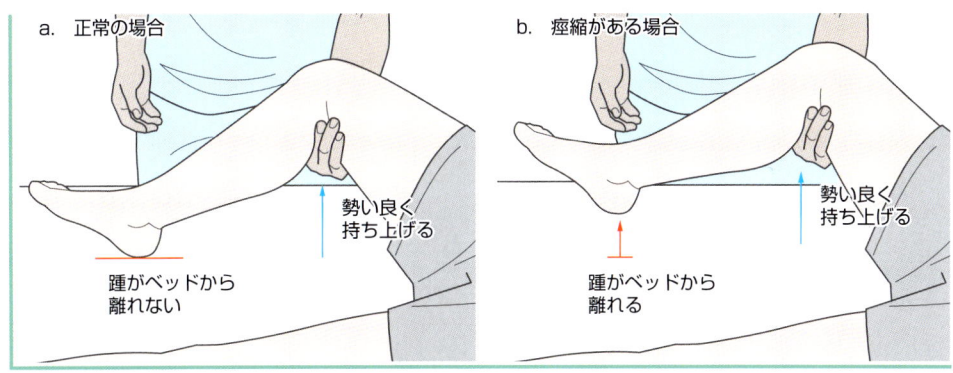

図7 ▶ 痙縮の判定

## 2 固縮〜Parkinson病を見つけよう

　図8のように膝と足関節で検査します．膝の上に左手を当て，右手で下腿を持ち，他動的に膝関節の屈曲，伸展運動を行います．固縮がある場合は両方の運動で同程度に抵抗が感じられます．足関節でも同様に行います（図9）．左右差にも注意を払ってください．

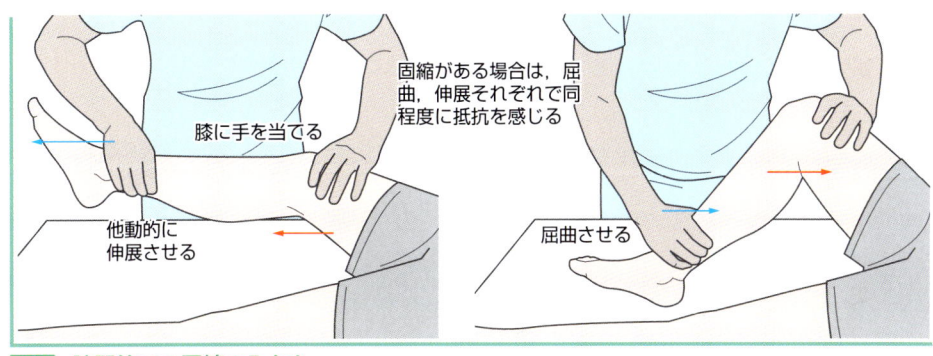

図8 ▶ 膝関節での固縮のみかた

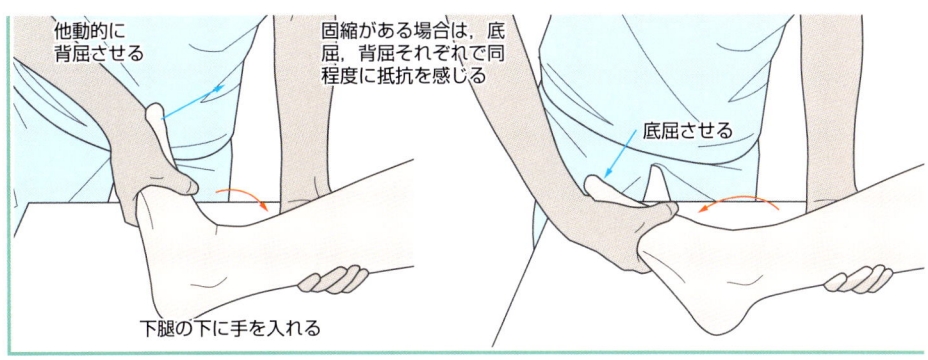

図9 ▶ 足関節での固縮のみかた

**この診察でわかること**

✓ 固縮 ⇒ Parkinson病もしくはParkinson症候群

### 3 筋トーヌスの低下

次に下肢の筋トーヌスの低下について説明します．小脳病変がある場合は筋トーヌスの低下がみられます．診察のしかたは，ベッド上で両大腿を回内・回外にゆすります．筋トーヌスの低下がある側では，足首の揺れが大きくなります（図10）．左右差を確かめるのが重要です．

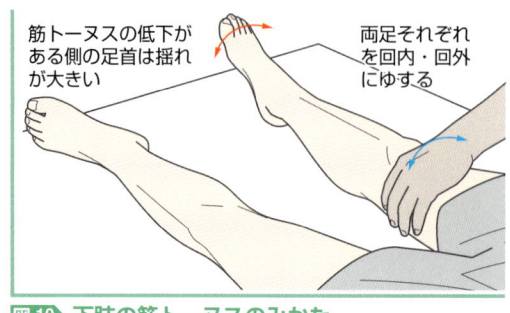

**図10 下肢の筋トーヌスのみかた**

> **この診察でわかること**
> ✓ 筋トーヌスの低下 ⇒ 小脳病変

## Lasègue徴候

仰臥位で下肢を伸展した状態で股関節を屈曲させたときに，90°まで屈曲する前に坐骨神経領域に痛みが誘発され，それ以上屈曲できない場合をLasègue徴候陽性といいます（図11）．馬尾，神経根，坐骨神経の障害がある場合に陽性となります．坐骨神経領域に疼痛が誘発されたら，腹臥位になってもらい，図12に示す部位（殿部から大腿後面）に圧痛があることを確認していきます．これをValleix圧痛点といいます．Lasègue徴候と併せて確認するとよいでしょう．

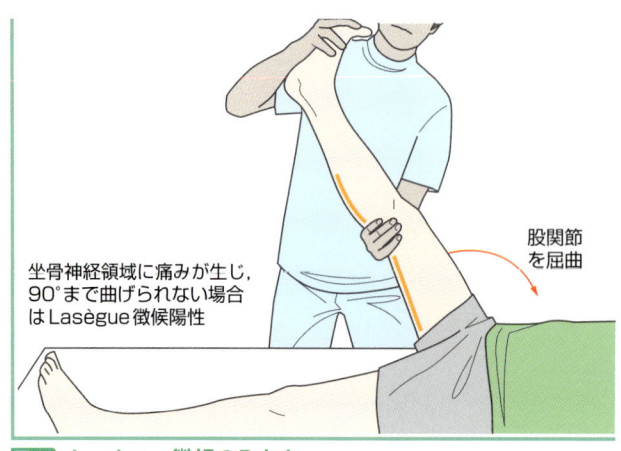

**図11 Lasègue徴候のみかた**

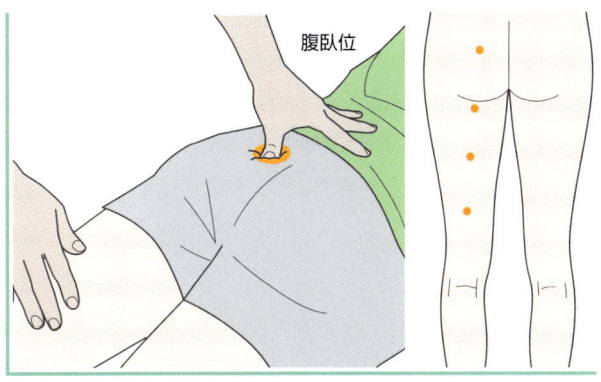

**図12 ▶ Valleix 圧痛点**

　Lasègue徴候をみている際に，挙上していない下肢の坐骨神経領域に疼痛が誘発される場合があります．「あれっ」と思うかもしれませんが，これを逆Lasègue徴候といいます．坐骨神経領域の疼痛が誘発された下肢側の腰椎椎間板ヘルニアによる坐骨神経への圧迫を示唆します．

> **この診察でわかること**
> ✓ Lasègue徴候陽性 ⇒ 馬尾，神経根，坐骨神経の障害

## 錐体路障害のスクリーニング

　上肢のBarré試験のように，徒手筋力テストでははっきりしない錐体路障害のスクリーニングのしかたを解説します．

### 1 Mingazzini試験

　患者に仰臥位で，両下肢を股関節と膝関節が90°に屈曲した肢位をとってもらいます（**図13a**）．徒手筋力テストで筋力低下がはっきりしない場合でも，障害がある場合は障害側の大腿と下腿がゆっくり落ちてきます（**図13b**）．もちろん，徒手筋力テストで「下肢が挙上できる程度」の軽度の筋力低下が確認される場合でも陽性になります．

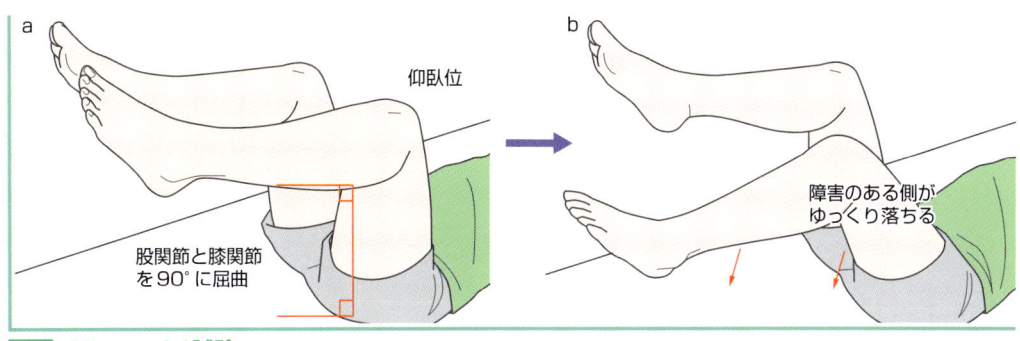

**図13 ▶ Mingazzini試験**

7. 手・足のみかた（3）

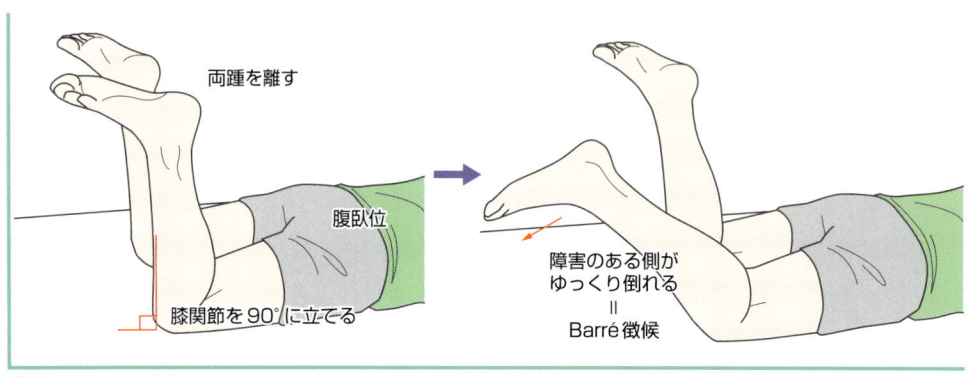

## 2 下肢の Barré 試験

　下肢の Barré 試験の場合は，患者は腹臥位で，必ず両踵を離した状態とし，下腿をベッドに対して 90°に立ててもらいます．すると，障害がある側は，次第に膝関節が伸展して，下腿が倒れてきます（**図14**）．これを Barré 徴候といいます．時々 Mingazzini 試験を Barré 試験と間違える人がいますが，下肢の Barré 試験はこちらです．仰臥位のままできる Mingazzini 試験の方が便利かもしれませんね．

**図14 ▶ Barré 試験**

---

**この診察でわかること**

✓ 下肢の Barré 試験，Mingazzini 試験 ⇒ 陽性側の錐体路障害

---

## Hoover 徴候～ヒステリー性の片麻痺を見抜け！

　仰臥位で両下肢を伸展してもらい，**図15**のように踵の下に検者の手を入れます．対側の下肢を伸展したまま挙上してもらうと，連合運動によりもう一方の踵に強い下向きの力を検者が感じることができます．これを Hoover 徴候といいます．この徴候を利用すると，ヒステリー性の片麻痺を鑑別することができます．

　神経障害による右片麻痺がある場合，右下肢を挙上しようとすると健側の左踵には強い下向きの力を感じますが（**図15a**），健側の左下肢を挙上すると，麻痺側の右踵では下向きの力は健側より弱く感じられます（**図15b**）．もし，右片麻痺がヒステリー性だとすると，左下肢を挙上させると，麻痺側であるはずの右踵に強い下向きの力を感じます．これはヒステリー患者が連合運動まで真似できないことによります．

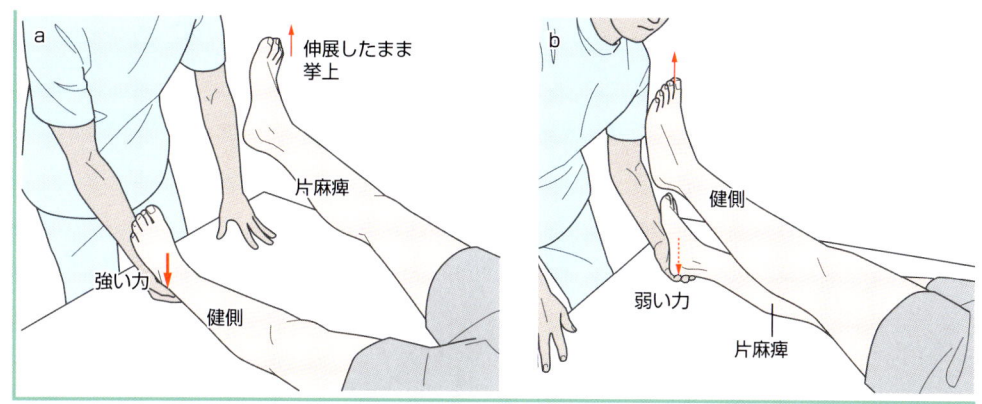

**図15** Hoover徴候（ヒステリー性でない場合）

> **この診察でわかること**
>
> ✓ Hoover徴候
> - 健側挙上により患側の踵に強い圧力を感じる場合 ⇒ ヒステリー性片麻痺
> - 健側挙上により患側の踵に感じる圧力が弱い場合 ⇒ 器質性片麻痺

## 下肢の徒手筋力テスト

ここでは，下肢の徒手筋力テストを紹介します．

### 1 腸腰筋

坐位で行う場合は，患者に膝を挙上してもらい，検者は**図16a**のように手を膝の上に置いて，下向きの力を加え，筋力をテストします．仰臥位で行う場合は，股関節，膝関節をそれぞれ90°に屈曲した状態で，検者は**図16b**のように力を加えて，患者に股関節を屈曲させるよう指示します．「ももを上げてください」と声をかけるとスムーズにできることが多いです．

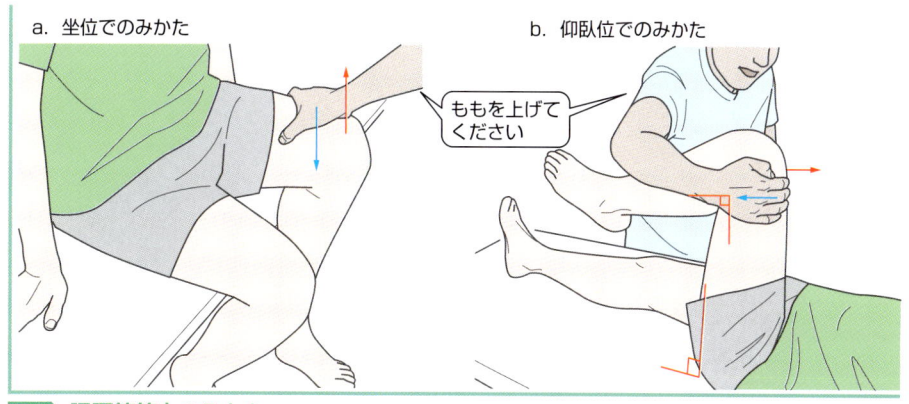

**図16** 腸腰筋筋力のみかた

a. 坐位でのみかた
b. 仰臥位でのみかた

> **この診察でわかること**
> ☑ 腸腰筋の筋力低下 ⇒ 脊髄神経根レベルL2～3の障害，L2～3より上位ニューロンの障害

## 2 大腿四頭筋

坐位では，検者は膝の上に手を置いて，**図17a**のように➡の方向に力を入れ，患者に膝関節を伸展してもらいます．仰臥位では，**図17b**のように膝の裏に手を入れて膝関節を伸展してもらいます．「膝を思い切り伸ばしてください」と声をかけるとよいでしょう．

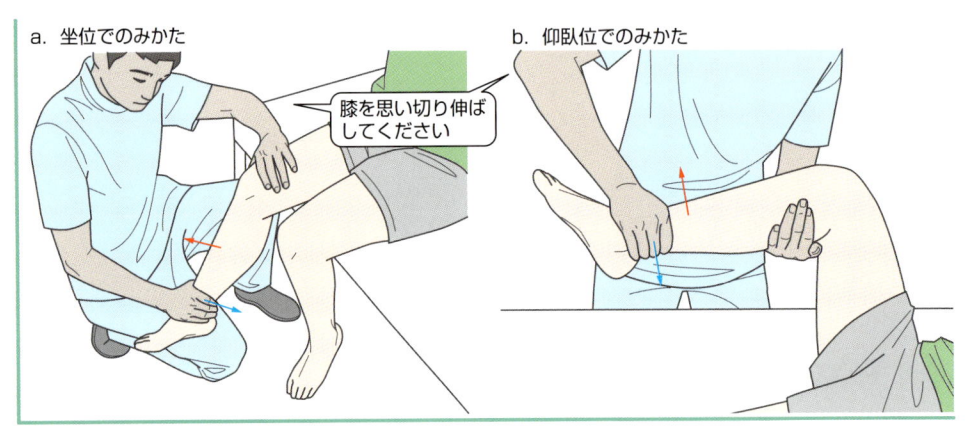

**図17** 大腿四頭筋筋力のみかた
a. 坐位でのみかた
b. 仰臥位でのみかた
膝を思い切り伸ばしてください

> **この診察でわかること**
> ☑ 大腿四頭筋の筋力低下 ⇒ 脊髄神経根レベルL2～4の障害，L2～4より上位ニューロンの障害

## 3 前脛骨筋

検者は**図18**のように下方向に力を加え，患者に足関節を内反位（うちまた）にして背屈してもらいます．前脛骨筋は，脊髄神経根などの下位ニューロンレベルでももちろん筋力が低下しますが，上位ニューロン障害，すなわち脳卒中の不全麻痺でも低下しやすいです．

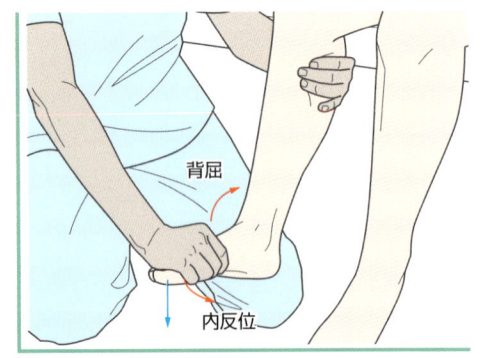

**図18** 前脛骨筋の筋力のみかた
背屈
内反位

> **この診察でわかること**
> ☑ 前脛骨筋の筋力低下 ⇒ 脊髄神経根レベルL4～S1の障害，L4～S1より上位ニューロンの障害

### 4 下腿三頭筋

片脚立ちで膝関節を伸展したまま，爪先立ちをしてもらうことでも調べられます．できない場合は，その側に筋力低下があると判断できます（図19a）．

仰臥位で行う場合は，図19bのように踵の下に検者の手を置き，→の方向に力を加え，「アクセルを踏むように」足を底屈してもらいます．

a. 立位でのみかた　　b. 仰臥位でのみかた

筋力低下があれば，爪先立ちができない

アクセルを踏むようにしてください

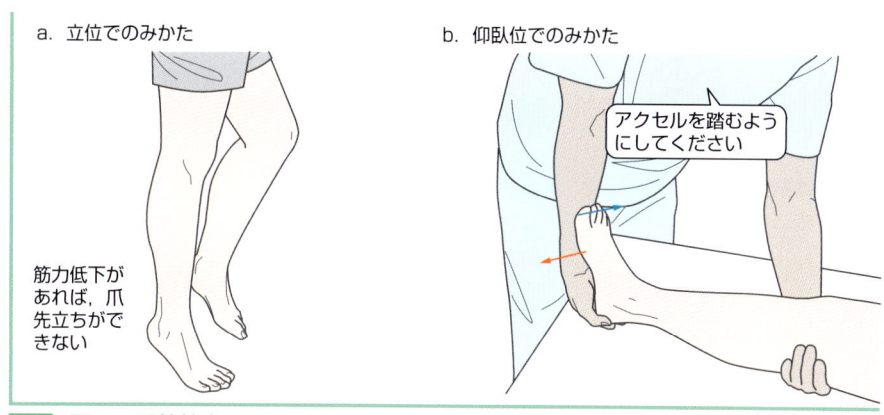

**図19** 下腿三頭筋筋力のみかた

**この診察でわかること**

✓ 下腿三頭筋の筋力低下 ⇒ 脊髄神経根レベル S1〜S2 の障害，S1〜S2 より上位ニューロンの障害

### 5 膝屈筋群

図20のように仰臥位の状態で，検者は患者の踵を持って→の方向に力を加え，「踵をおしりにくっつけるように力を入れてください」と言って膝関節を屈曲してもらいます．この筋群も脳卒中などの上位ニューロン障害で早期から低下してきます．下肢 Barré 試験もこの筋群の筋力低下をみています．

踵をおしりにくっつけるように力を入れてください

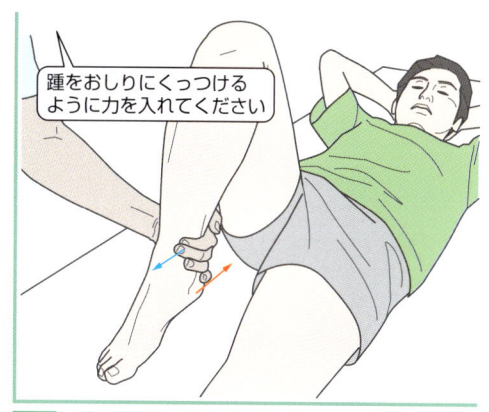

**図20** 膝屈筋群の筋力のみかた

**この診察でわかること**

✓ 膝屈筋群の筋力低下 ⇒ 脊髄神経根レベル L4〜S3 の障害，L4〜S3 より上位ニューロンの障害

# 8 歩行・体性感覚のみかた

歩行のみかたは，みるべきポイントごとに解説をします．
体性感覚については，診察のちょっとしたコツを伝授しましょう．

## 歩行の視診

歩行障害の愁訴がある患者を診察するときには，一人で歩かせずに，安全が確保できるスペースを確保したうえで，脇に付き添って急なふらつきによる転倒に備える必要があります．患者の安全が確認できたら，次の❶～❺の観察ポイントでみていきます．

### ❶ 歩行の開始

1歩目の踏み出しに支障がないか確認します．歩行開始時の異常として，Parkinson病およびParkinson症候群のすくみ足があります．患者に歩くように指示を出すと，1歩目が踏み出せないのですが（図1a），図1bのように足元に棒を置くと，不思議と踏み出せることが知られています．患者もびっくり．一度，皆さんも試してみてください．

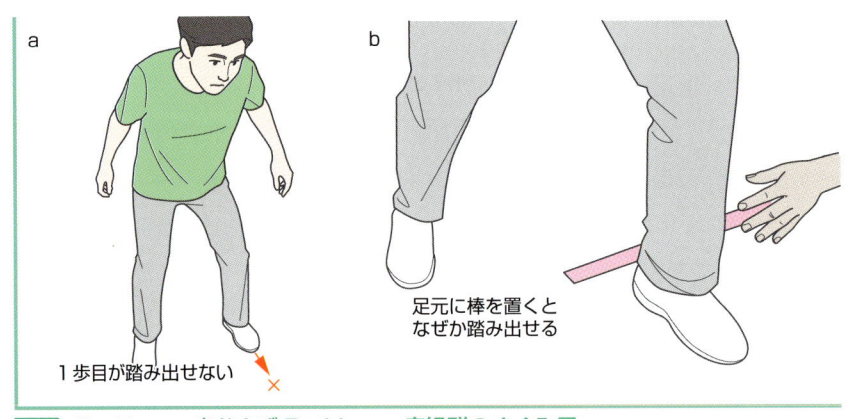

**図1** Parkinson病およびParkinson症候群のすくみ足

**この診察でわかること**
☑ すくみ足 ⇒ Parkinson病もしくはParkinson症候群

### ❷ 足の運びの左右差

左右の足の運びに差がないかどうか観察します．最低5歩以上歩いてもらいます．
救急外来にてよく見受けられるのは，歩行可能な脳卒中患者の片麻痺性歩行です．歩行が可能で

あるため，左右をよく見比べないと気がつかないことがあります．麻痺側下肢を引きずるように歩行し，麻痺側が後ろに残るように見えます（図2）．

> **この診察でわかること**
> ✓ 足の運びの左右差；片麻痺歩行 ⇒ 軽度の脳卒中など

### 3 歩行の安定性

まず左右の足の広がりをチェックします．両足を広げて，お酒に酔ったときのようにふらふらして動揺して歩く場合は，小脳性運動失調があると判断します（図3）．また，歩行時にどちらかに寄ってしまわないかをみていきます．明らかな麻痺がないのに，歩行中一側に寄ってしまう場合は，片寄る側に迷路障害がある場合が多いです．

> **この診察でわかること**
> ✓ 歩行の安定性
>   ・動揺歩行 ⇒ 小脳障害；小脳梗塞・出血，多発性硬化症，小脳炎，小脳腫瘍，脊髄小脳変性症，アルコール性小脳萎縮症など
>   ・一側に寄る歩行 ⇒ 片寄る側の片側性迷路障害；Ménière病，前庭神経炎など

### 4 つぎ足歩行

通常の歩行が可能であることを確認したら，つぎ足歩行をみます（図4）．平均台の上を歩くように患者に歩いてもらいます．「綱渡りをするように」と声をかけるとわかりやすいかもしれません．平衡障害がある場合，つぎ足歩行は困難となります．

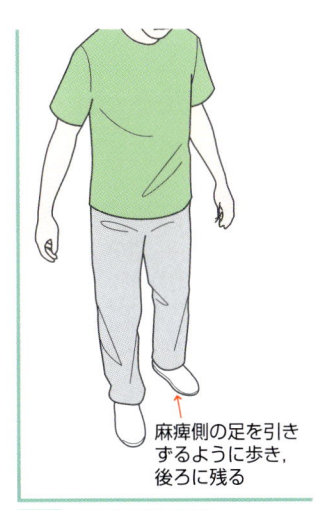

図2 片麻痺性歩行（麻痺側の足を引きずるように歩き，後ろに残る）

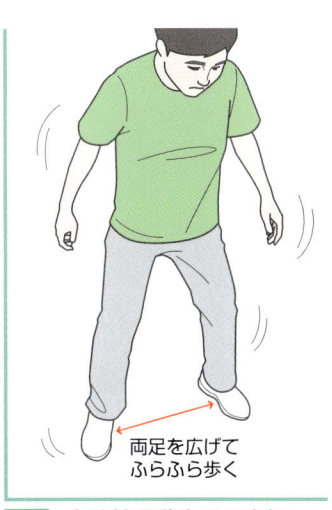

図3 小脳性運動失調の歩行（両足を広げてふらふら歩く）

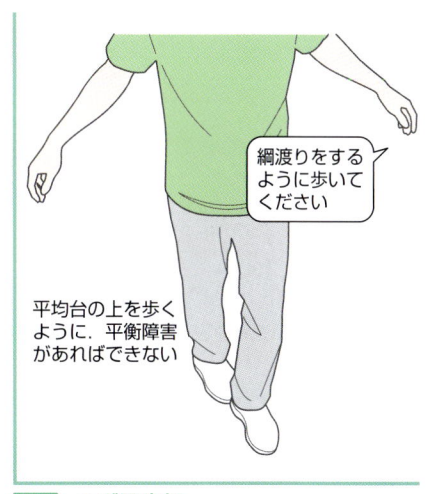

図4 つぎ足歩行（綱渡りをするように歩いてください／平均台の上を歩くように．平衡障害があればできない）

> **この診察でわかること**
>
> ☑ つぎ足歩行
>   ⇒ (i) 小脳障害；小脳梗塞・出血，多発性硬化症，小脳炎，小脳腫瘍，脊髄小脳変性症，アルコール性小脳萎縮症など
>   (ii) 迷路障害；Ménière病，前庭神経炎など
>   良性頭位変換性めまいでは，つぎ足歩行が可能なことがしばしばあります．言い換えれば，つぎ足歩行ができれば中枢性の障害は否定的です．

## 5 足踏み

歩行に関連した診察項目に足踏みがあります．日常診療では，閉眼足踏み試験がよく用いられます．両上肢を前方に挙上し，閉眼したままその場で30秒ほど足踏みしてもらいます（図5）．もちろん患者がふらついて倒れないよう，安全を確保してから行います．片側性迷路障害では，病変側に体が回旋していきます（図6a）．片側性小脳障害では，回旋せずに病変側に体が偏位してしまいます（図6b）．回転性めまいの患者をみるときに，この足踏み試験は，末梢性か中枢性かの鑑別診断に有効です．

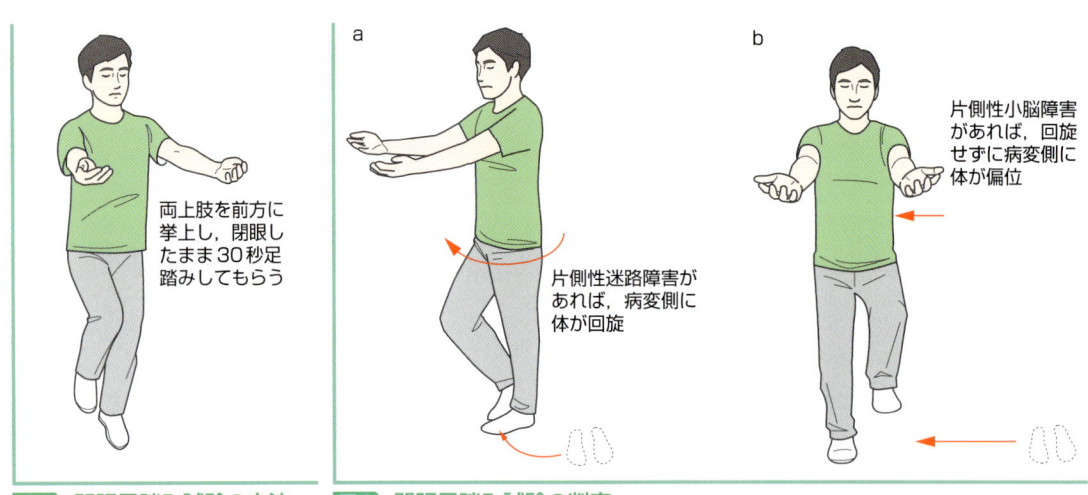

**図5** 閉眼足踏み試験の方法

**図6** 閉眼足踏み試験の判定

> **この診察でわかること**
>
> ☑ 閉眼足踏み試験
>   ・回旋する場合
>     ⇒ 片側性迷路障害；良性頭位変換性めまい，Ménière病，前庭神経炎など
>   ・回旋せず体が一方に寄る場合
>     ⇒ 片側性小脳障害；小脳梗塞・出血，多発性硬化症，小脳炎，小脳腫瘍，脊髄小脳変性症，アルコール性小脳萎縮症など

## 体性感覚のみかた

　感覚障害の検査は，患者の主観に頼る検査です．そのため，意識障害や自分の症状を上手に表現できない患者では，困難な場合があります．また，そのような場合以外でも，自分が病気かもしれないといった精神的動揺や検査による疲労などによって，正確に自分の感覚障害を表現できないことがあります．患者の集中力が続かないとき，症状の再現性に疑問があるときは，日を改めて検査するのも一つの方法です．

### 1 表在感覚のみかた

　表在感覚は，触覚，痛覚，温度覚からなります．手順としては，頭（詳細は「3. 顔・耳・飲み込みのみかた（1）」参照），上肢，体幹，下肢と順序良く調べ，左右，上下を比較します（図7）．

a. 上肢

捻ったティッシュペーパーで軽く触れて触覚を調べる

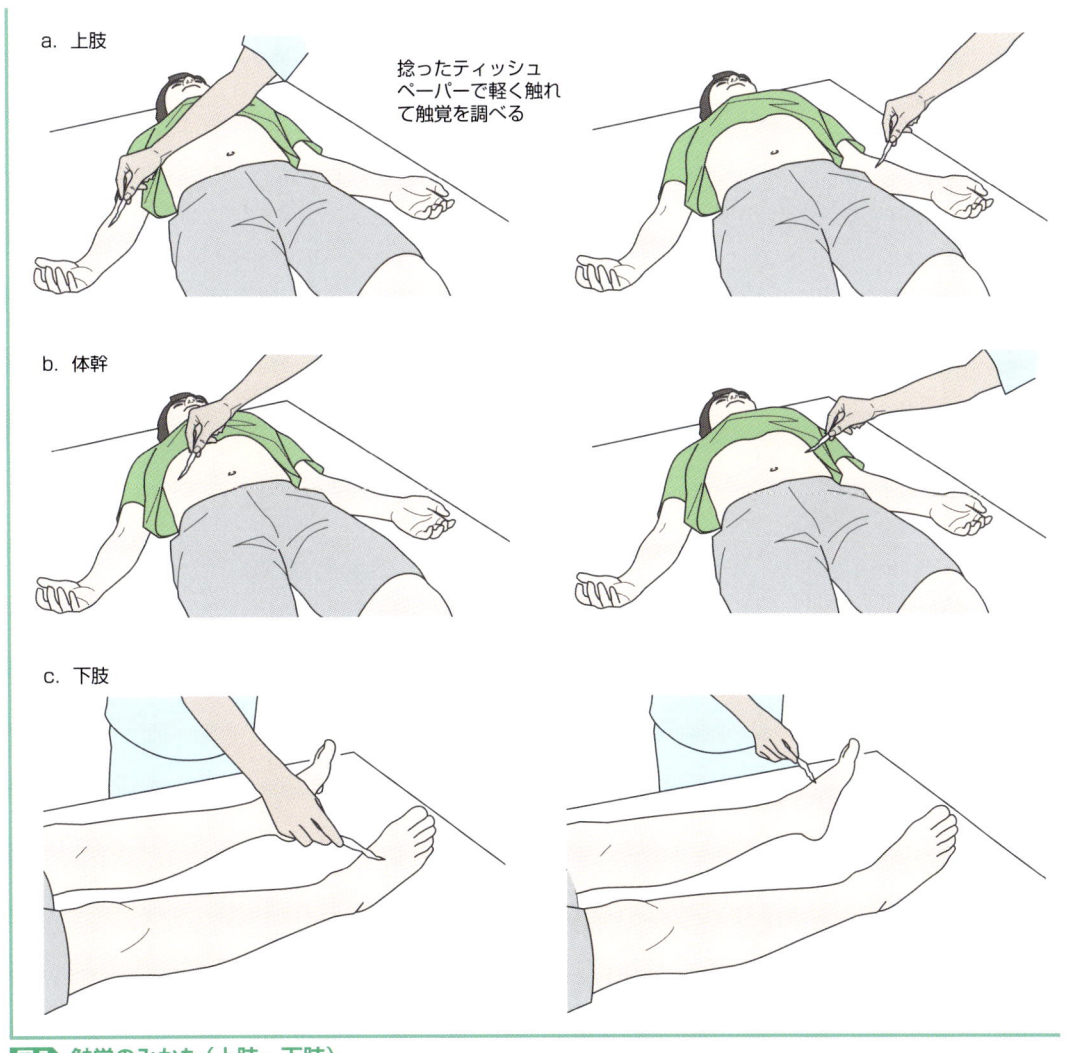

b. 体幹

c. 下肢

**図7** 触覚のみかた（上肢～下肢）

異常がみられた場合，その部位の左右，あるいは上下の対照部位において，両者の感覚の差を詳しく調べます．対照部位と比べたときの，異常部位での感じかたについて「弱いか」という聞きかたをすると，患者に「弱いのかもしれない」といった暗示をかけてしまうため，2つの部位に対して「感じかたが同じかどうか」を答えてもらった方が，障害されているかどうかを判断しやすくなると思います．

　感覚障害の部位を同定したら，感覚障害マップ（図8）に記入しますが，それぞれの施設のカルテにすでに記載されているマップを使用してもよいでしょう．感覚障害がある部分とない部分の境界が鮮明な場合，感覚の神経支配がわかれば対照部位を決めやすくなります．感覚の神経支配を暗記するのは大変ですから，マップを大いに活用しましょう．

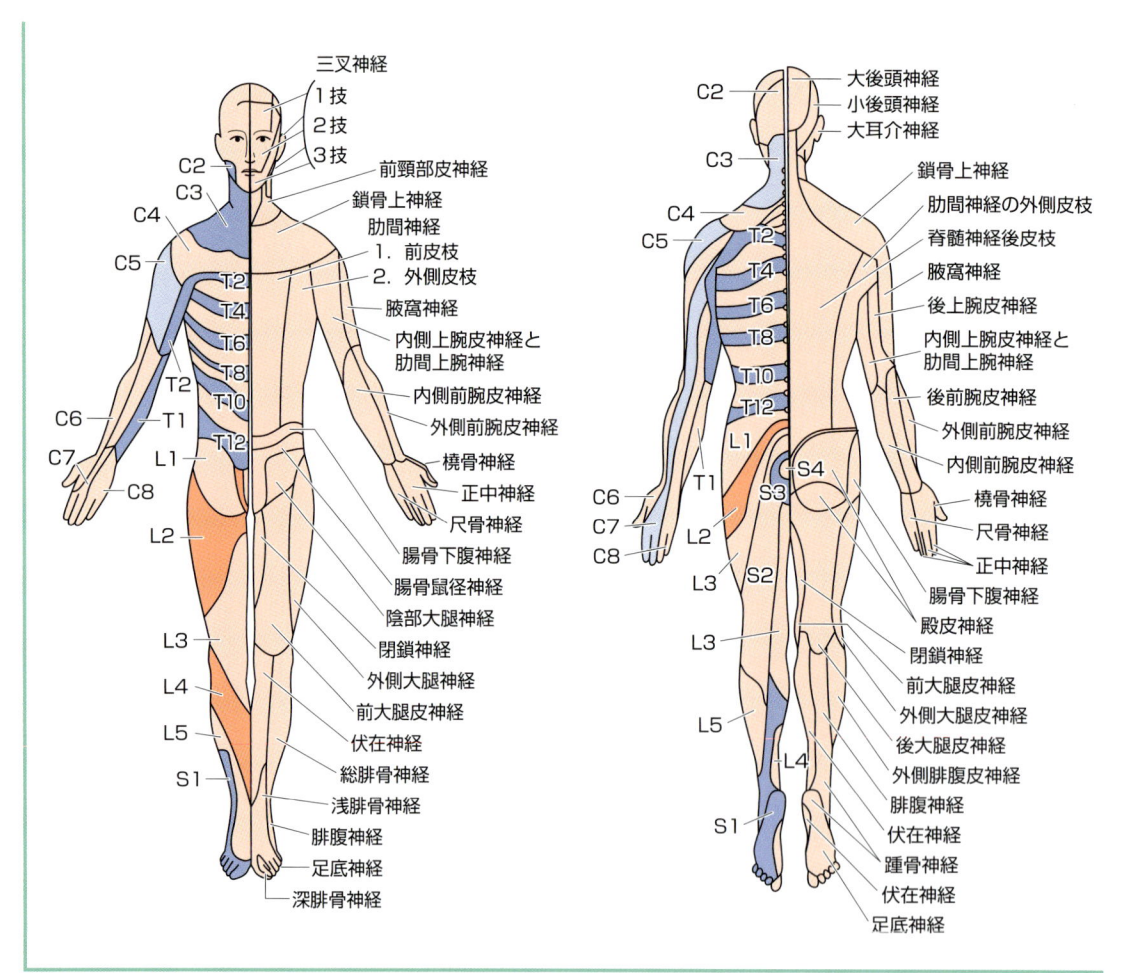

**図8** 感覚障害マップ　　　（岡　伸幸：感覚障害．わかりやすい内科学　第3版，文光堂，2008，p1323より引用）

上記の原則に従って，それぞれの方法で感覚を評価していきます．
①触　覚

捻ったティッシュペーパーで皮膚表面を軽く触れて検査します（図7）．
②痛　覚

「3. 顔・耳・飲み込みのみかた（1）」でも述べましたが，施設内のどこでも手に入るクリップの先端（図9a）かアルコール綿のパックの角（図9b）を使うと便利です．その際，あらかじめ自分の皮膚で練習しておくとよいでしょう．感覚の鈍麻を検査する場合は，鈍い側から正常部位に向けて刺激を加えていくと，境界が同定しやすくなります．
③温度覚

採血管などに水を入れて冷やしたもので調べますが（図10），時間がない場合は，音叉を冷水で冷やして水滴を拭き取り，検査したい場所に当てて調べてもよいでしょう．温度覚は，痛覚とほぼ同時に障害を受けることが多いです．

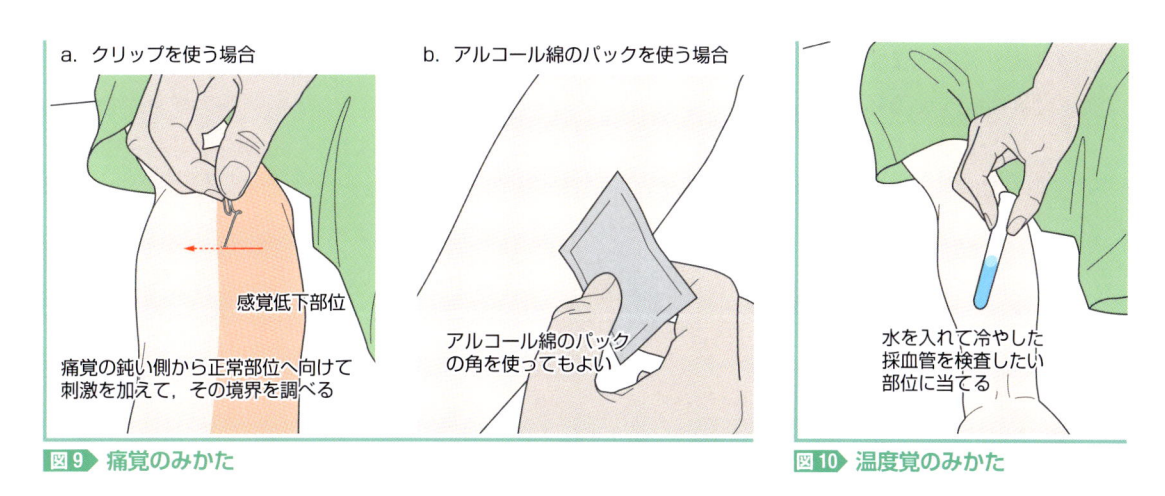

a. クリップを使う場合
感覚低下部位
痛覚の鈍い側から正常部位へ向けて刺激を加えて，その境界を調べる

b. アルコール綿のパックを使う場合
アルコール綿のパックの角を使ってもよい

図9 痛覚のみかた

水を入れて冷やした採血管を検査したい部位に当てる

図10 温度覚のみかた

## 2 深部感覚のみかた

①振動覚

まず音叉を胸骨に当てます．胸骨の振動覚が障害されることはあまりないので，「振動を感じますか」と胸骨の振動がわかるかどうかを患者に確認します（図11a）．この振動を手足で感じるかどうかの検査をすることを伝えてから，検査を開始します．検査は，両手，両足の母指で行い，左右差，手と足の差を調べます．

患者の爪の上に音叉を置き，その裏側，すなわち指腹面に検者の手指を当てて，伝わってくる振動と患者の訴えとを比較していきます（図11b）．患者が振動を感じなくなったと言っても検者が振動を感じるようなら，その部位の振動覚低下と判断します．検者が振動を感じなくなっているのに，まだ患者が感じていると言う場合は，検査をうまく理解できていない可能性があるので，最初から丁寧に説明しましょう．

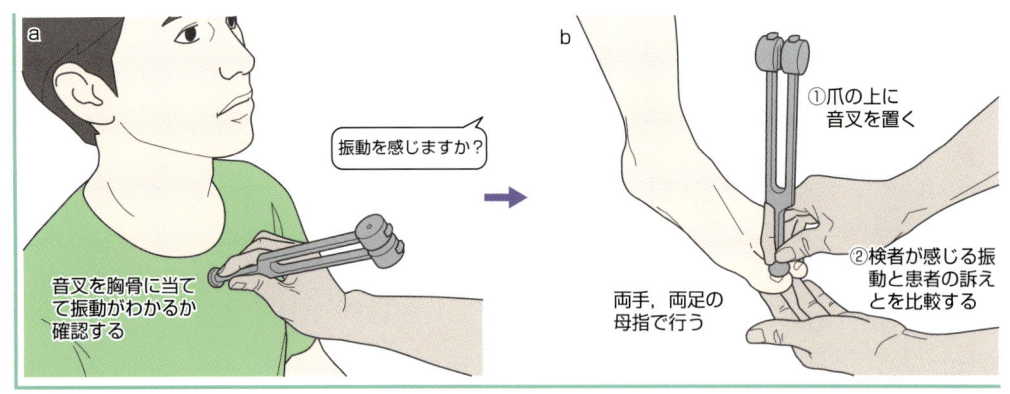

**図11 ▶ 振動覚のみかた**

②関節覚（運動覚）

　関節覚は，位置覚と運動覚からなりますが，運動覚の検査が行いやすいので，ここでは運動覚の検査の方法を説明します．この検査は両手指，両足指で行います．

　検者は，検査をする指を母指と示指で側面からつまむようにします．まず患者に，検者が指を動かすのを見てもらいながら，大きく背屈させたら「上」，底屈させたら「下」と答えてもらうよう指示します．続いて閉眼してもらい，最初は大きく動かして，「上」「下」を答えてもらい，正しく答えられるようなら動かしかたを小さくして「上」「下」を答えてもらいます（**図12**）．左右差を確認することが重要です．時間がないときは，最も障害されやすい足の母指で検査することをお勧めします．

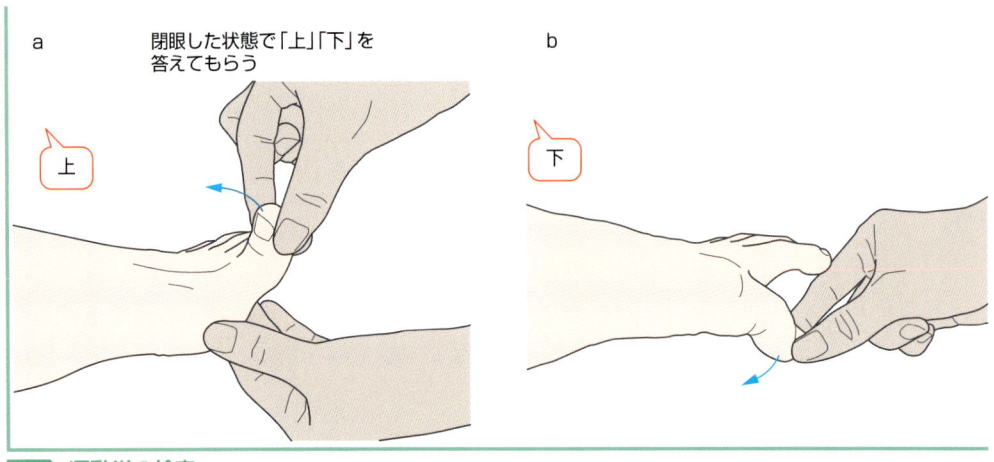

**図12 ▶ 運動覚の検査**

68　8．歩行・体性感覚のみかた

a. 尺骨神経の障害

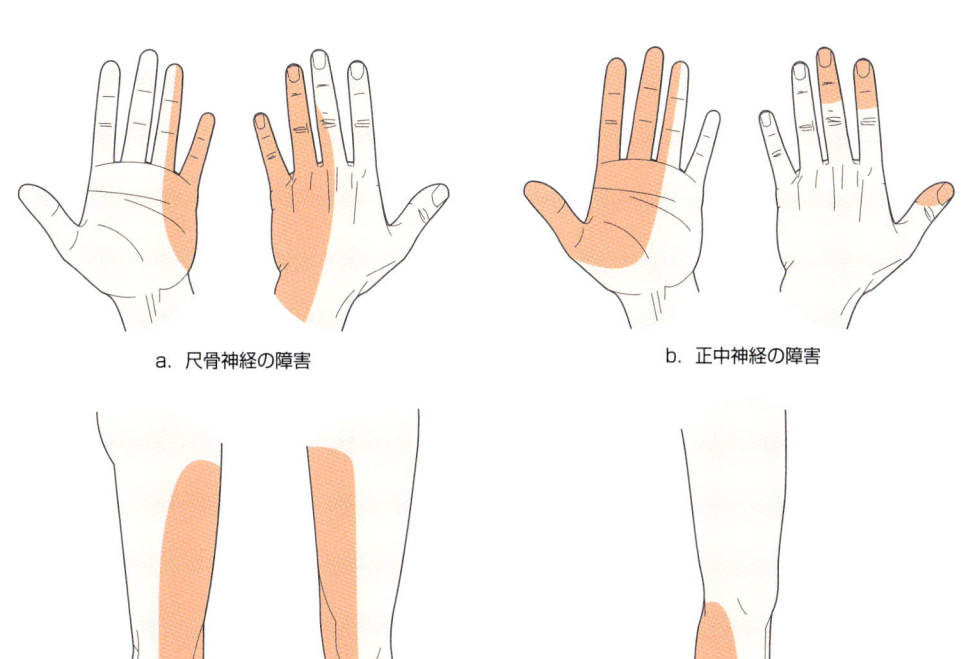

b. 正中神経の障害

c. 大腿神経の障害

d. 総腓骨神経の障害

図13 末梢神経障害のパターン

### この診察でわかること

✓ 表在感覚, 深部感覚①
- 感覚障害が単一の末梢神経性支配領域の場合 ⇒ 手根管症候群, 肘部管症候群など

　図13は, ベッドサイドでよく経験する末梢神経障害のパターンです. 温痛覚においては, 末梢神経の境界領域は, 隣の末梢神経がオーバーラップして支配しています. したがって, 障害された場合でも, 温痛覚の低下を自覚するのは実際の支配領域より狭い範囲となります. ただし, 触覚はオーバーラップがあまりないため, ほぼ障害領域と同等の触覚低下領域を示します. 図の　　は触覚低下の領域を示します. 深部感覚は, 通常侵されることはありません.

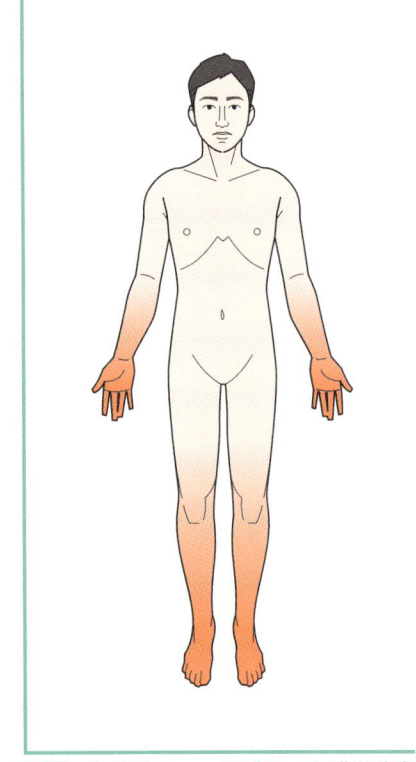

**図14** 多発性ニューロパチーの感覚障害の分布

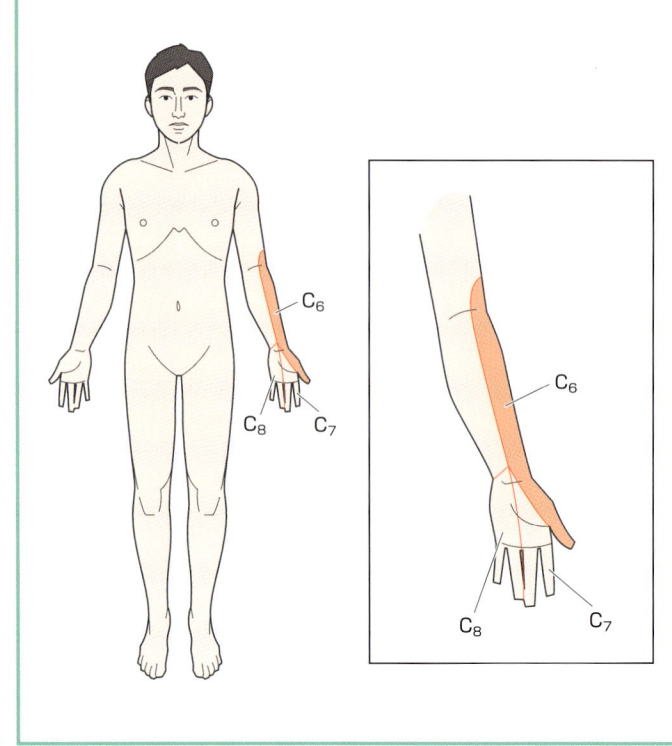

**図15** 脊髄神経根のデルマトームに一致する感覚障害の例（頸椎症によるC6の障害）

---

### この診察でわかること

☑ 表在感覚，深部感覚②
- 感覚障害が手袋と靴下を履いたような分布を示す場合
  ⇒ 多発性ニューロパチー
  　末梢に強く，特に下肢が上肢より強く障害を受け，正常領域との境界は不鮮明です（図14）．深部感覚の障害も伴うのが一般的です．時に，頸髄での脊髄障害でも出現することがあるので注意が必要です．
- 感覚障害が脊髄神経根に支配されるデルマトーム（dermatome，図8）に一致する場合
  ⇒ 頸椎症，腰椎症
  　脊髄後根性の障害により生じます（図15）．特に，デルマトームに放散する疼痛を合併する場合は神経根痛と呼ばれています．

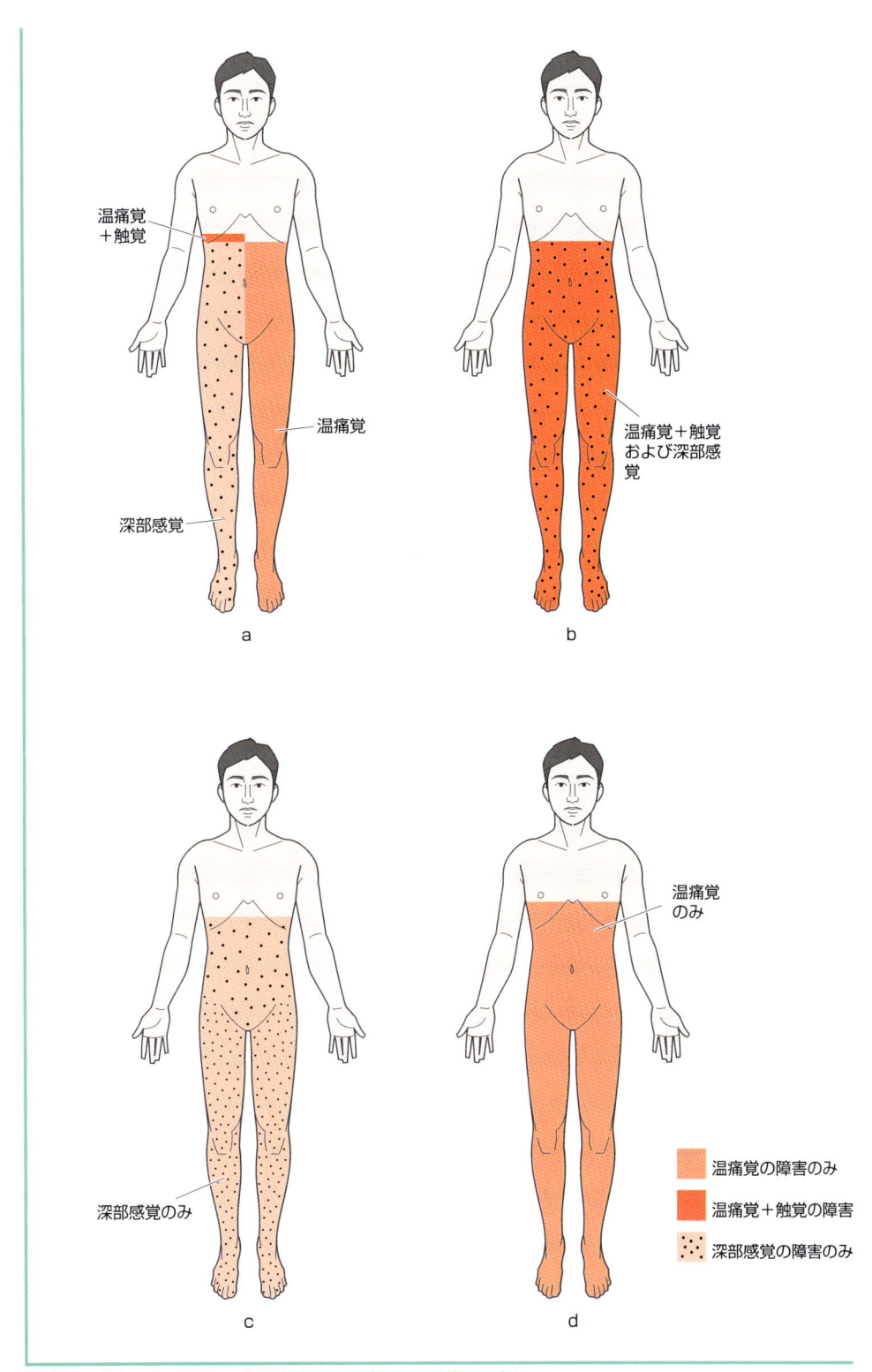

**図16** あるレベル以下に感覚障害がある場合の分布のパターン

a: 温痛覚＋触覚／温痛覚／深部感覚
b: 温痛覚＋触覚および深部感覚
c: 深部感覚のみ
d: 温痛覚のみ

凡例:
- 温痛覚の障害のみ
- 温痛覚＋触覚の障害
- 深部感覚の障害のみ

8. 歩行・体性感覚のみかた

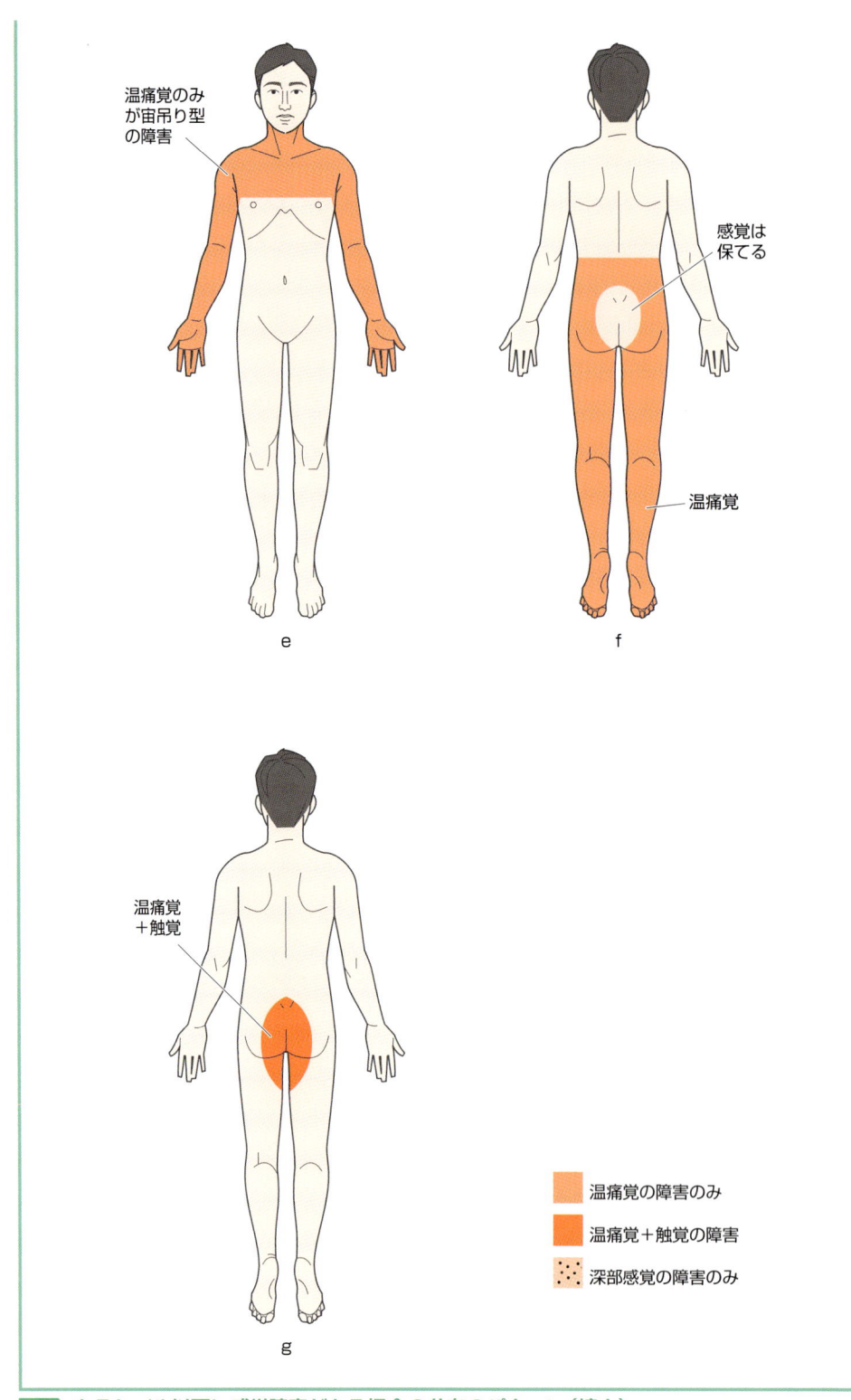

図16 あるレベル以下に感覚障害がある場合の分布のパターン（続き）

e：温痛覚のみが宙吊り型の障害
f：感覚は保てる／温痛覚
g：温痛覚＋触覚

凡例：
- 温痛覚の障害のみ
- 温痛覚＋触覚の障害
- 深部感覚の障害のみ

72　8. 歩行・体性感覚のみかた

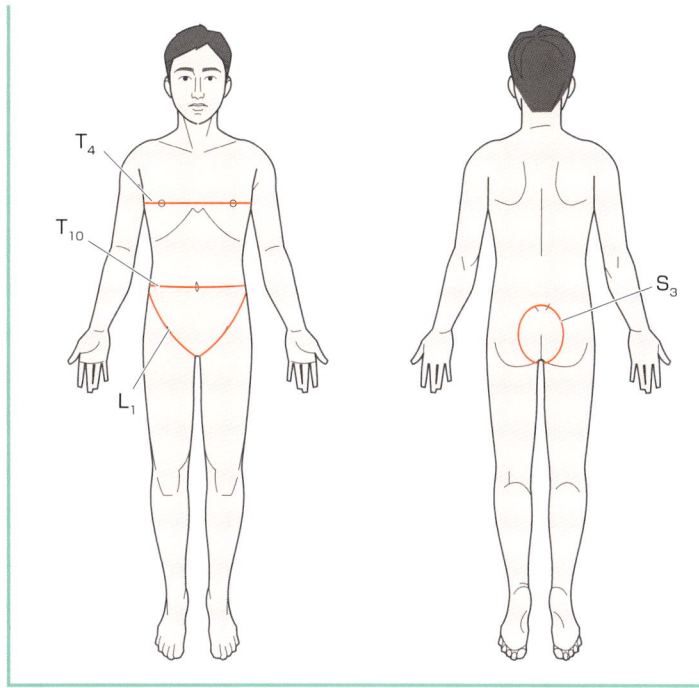

**図17** 感覚レベル

### この診察でわかること

✓ 表在感覚，深部感覚③
- 感覚障害があるレベル以下の領域にある場合
  ⇒ 脊髄梗塞，脊髄炎，脊髄癆，硬膜外膿瘍，多発性硬化症，脊髄腫瘍，脊椎腫瘍，脊髄空洞症，急性硬膜外血腫，外傷，脊椎症など

  あるレベル以下の領域で感覚障害を示す場合，そのレベルを感覚レベル（sensory level）といいます．図16に示すように障害によっていくつかのパターンに分かれますが，鑑別診断に重篤な疾患が多いため，感覚レベルがある感覚障害は要注意です．図17に感覚レベルの覚えかたを示しておきます．
  - 図16a：一側が温痛覚の障害，対側が深部感覚の障害；Brown-Séquard症候群
    ⇒ 腫瘍による圧迫，多発性硬化症

    深部感覚の障害側が病変側となり，深部感覚の障害の上に狭い温痛覚と触覚の障害領域があります．
  - 図16b：温痛覚，深部感覚すべての障害
    ⇒ 脊髄損傷，脊髄の完全圧迫，横断性脊髄炎
  - 図16c：温痛覚は保たれ，深部感覚のみの障害
    ⇒ 脊髄後部への圧迫，Arnold-Chiari奇形
  - 図16d：深部感覚は保たれ，温痛覚のみの障害 ⇒ 脊髄梗塞
  - 図16e：深部感覚は保たれ，温痛覚が宙吊り型に障害 ⇒ 脊髄空洞症
  - 図16f：深部感覚が保たれ，温痛覚のみの障害であるが，仙骨領域が侵されない
    ⇒ 脊髄内腫瘍，脊髄内血腫など
  - 図16g：自転車のサドルに乗ったときに当たる部位のすべての表在感覚の障害
    ⇒ 脊髄円錐部や馬尾の腫瘍やヘルニアによる圧迫など

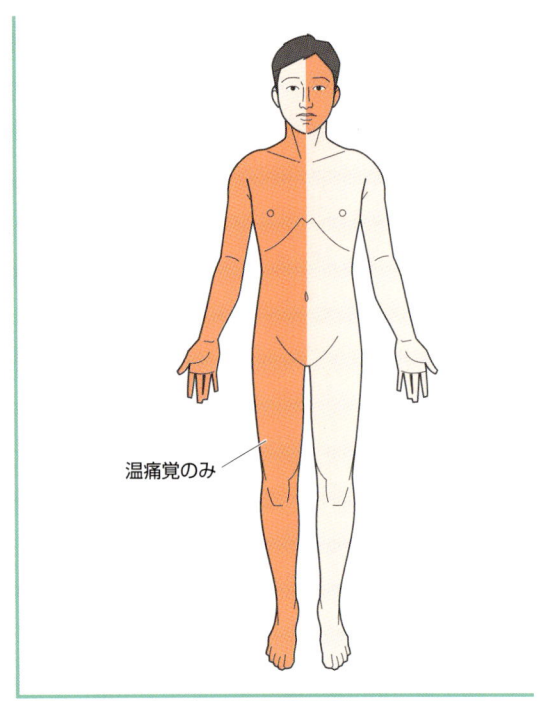

**図18** 顔面と頸部以下で感覚障害が交差する例 (温痛覚のみ)

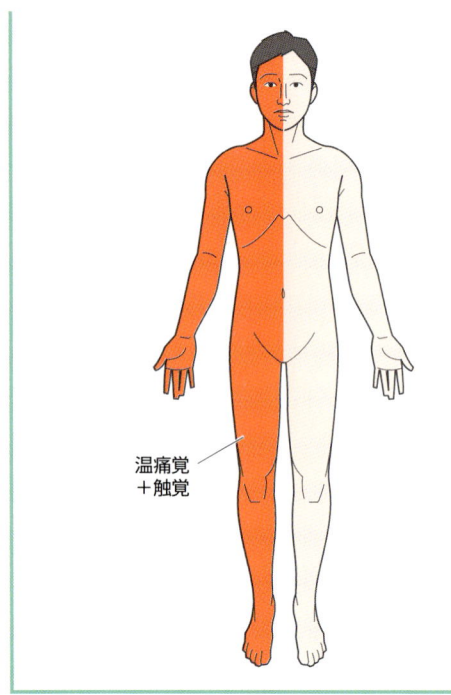

**図19** 顔面と頸部以下半身の領域の感覚障害の例 (温痛覚＋触覚)

> **この診察でわかること**
>
> ✓ 表在感覚，深部感覚④
> - 顔面の感覚障害領域と頸部以下の感覚障害領域が交差する場合
>   ⇒ Wallenberg症候群，脳腫瘍，多発性硬化症など
>   　顔面の感覚障害の同側の三叉神経脊髄路と延髄で交差する外側脊髄視床路が障害されたため，顔面と頸部以下の感覚障害領域が交差します（図18）．
> - 感覚障害が顔面と頸部以下の同側半身の場合
>   ⇒ 脳血管障害，脳腫瘍，多発性硬化症など
>   　中脳より上位の病変で生じます（図19）．

# 9 反射のみかた

この章では反射について説明します．研修医の皆さんの「反射がうまく出せない」という声をよく耳にします．結論から言えば，反射をうまく出すには練習を繰り返すしかないと思いますが，最初に正しいやりかたを覚えておくことが上達の近道です．

## 腱反射

腱反射の記載方法は，正常を(N)，病的とは言えない程度の亢進を(↑)，明らかな病的亢進を(↑↑)，病的とは言えない程度の低下を(↓)，明らかな病的低下を(↓↓)，完全消失を(−)とするのが標準的です．ただ，(↑)と(↑↑)の違いを見極めるのは研修医の皆さんにとってはちょっと難しいかもしれません．細かい点も重要ですが，研修医の皆さんにとっての腱反射をみるときの着目点をいくつか挙げてみます．

### 腱反射をみるときの着目点
①左右差があるかどうか．
②上肢と下肢に差があるかどうか．
③上肢や下肢のそれぞれの腱反射の中で差があるかどうか．
　➡例えば，上腕二頭筋反射は正常だが上腕三頭筋反射が低下している，など．

　一つ一つの腱反射の強弱より，この3つの着目点に従って比較することが大事です．
　次に，腱反射を上手にとるコツを挙げます．

### 腱反射を上手にとるコツ
①検査に際しては，患者にできるだけ力を抜いてもらう．
②検査しやすい肢位を覚えておく．
　➡それぞれの腱反射の項目で解説します．
③腱反射が出にくいときは，増強法を試みる．
　➡後ほど解説します．
④正しいハンマーの使いかたを知っておく．
　➡腱反射を出すには，ハンマーで急速な衝撃を作る必要があります．まず，ハンマーは軽く握り，手首を固定せず，力を抜いてスナップを利かせるように素早く返して叩きます（図1a）．手首を固定して前腕で叩くとスピードが出ず，腱反射をうまく誘発できません（図1b）．

それぞれの反射弓のレベル別に腱反射のとりかたを解説していきます．

a. 正しい使いかた

手首のスナップを利かせる

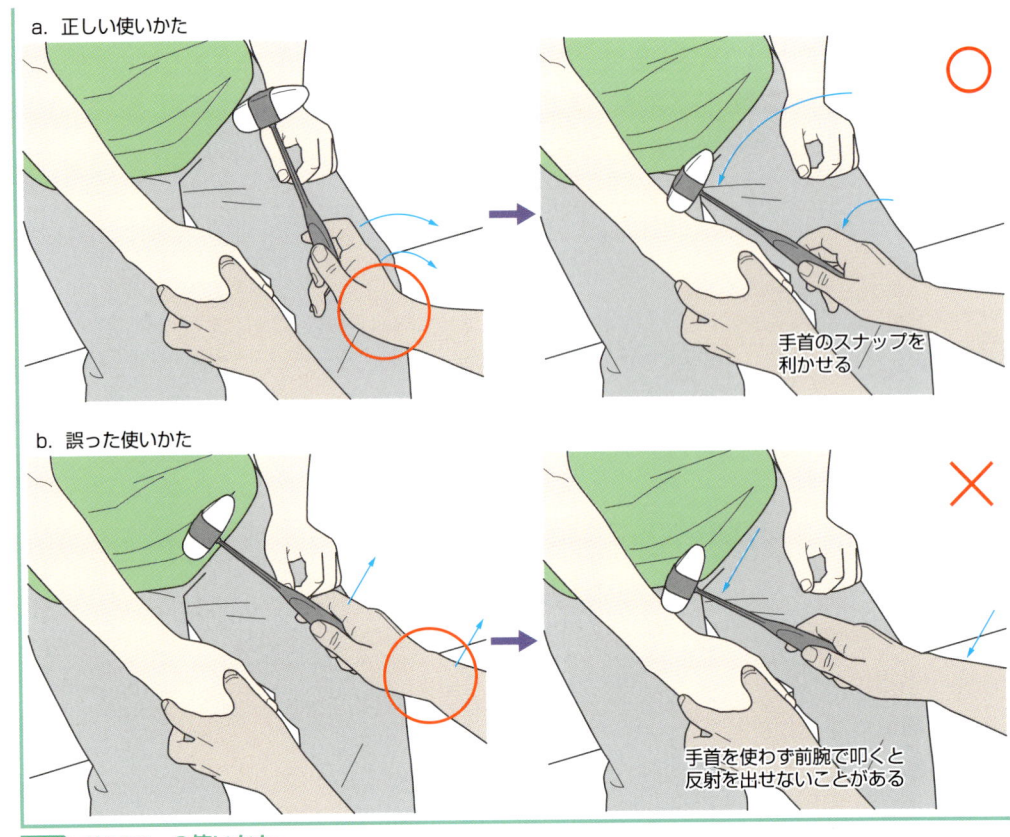

b. 誤った使いかた

手首を使わず前腕で叩くと反射を出せないことがある

**図1** ハンマーの使いかた

## 1 下顎反射

　軽く口を開けてもらい，下顎に検者の示指を当てて，その上からハンマーで叩きます．正常の場合は下顎が挙上することはありません．下顎の挙上があれば亢進と判定します（**図2**）．

軽く口を開ける

検者の示指を下顎に当てる

示指の上からハンマーで叩く

下顎の挙上があれば亢進

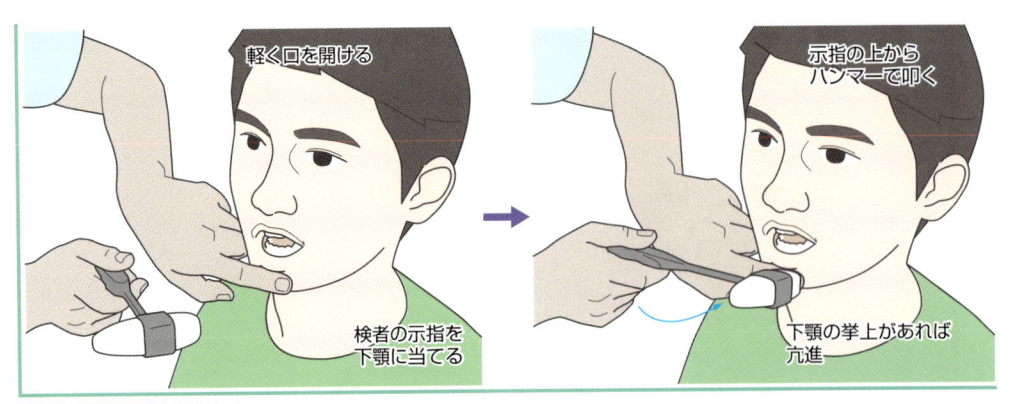

**図2** 下顎反射のみかた

> **この診察でわかること**
>
> ✓ 下顎反射の亢進（反射弓は橋）
>   ⇒ 偽性球麻痺；多発性脳梗塞，筋萎縮性側索硬化症など
>     亢進は橋より上位ニューロンの障害を示唆します．

## 2 上腕二頭筋反射

坐位の場合は，図3aのように検者の腕に患者の腕を乗せてもらい，肘窩の上腕二頭筋の"コリコリ"した腱を検者の母指で押さえて，その上からハンマーで叩きます．正常の場合は，二頭筋が収縮し肘が屈曲運動を起こします．仰臥位の場合も同様に行います（図3b）．

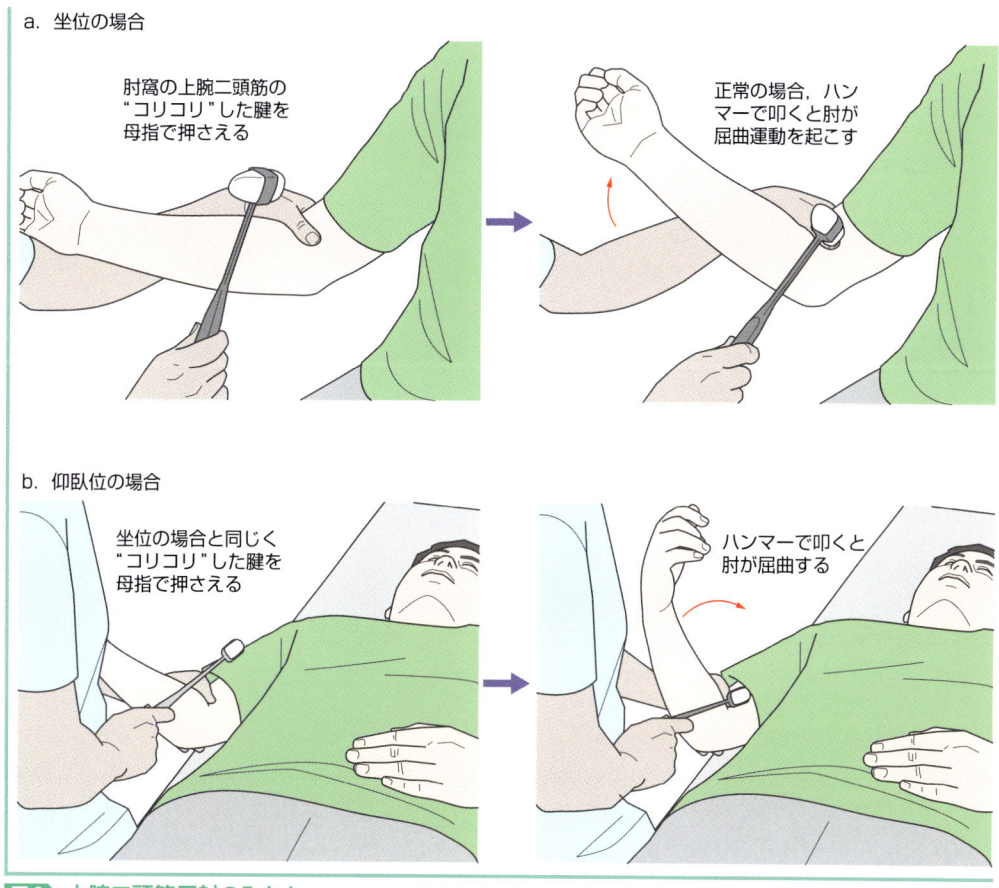

**図3 上腕二頭筋反射のみかた**

> **この診察でわかること**
>
> ✓ 上腕二頭筋反射（反射弓はC5）
>   ・低下もしくは消失 ⇒ C5の障害
>   ・亢進 ⇒ C5より上位ニューロンの障害

### 3　腕橈骨筋反射

　坐位の場合は，患者の手を膝の辺りに置いてもらい，手首より上方3横指ぐらいのところをハンマーで叩きます．正常の場合は肘が屈曲します（**図4a**）．仰臥位の場合は，肘を軽く曲げ，おなかの上に手掌を乗せて坐位の場合と同様，手首より3横指程度上方のところを叩きます（**図4b**）．

a．坐位の場合

手首より3横指程度
上方をハンマーで叩く

膝の辺りに手を置く

正常な場合は
肘が屈曲する

b．仰臥位の場合

おなかの上に
手掌を乗せる

坐位と同様，手首より
3横指程度上方をハン
マーで叩く

正常な場合は
肘が屈曲する

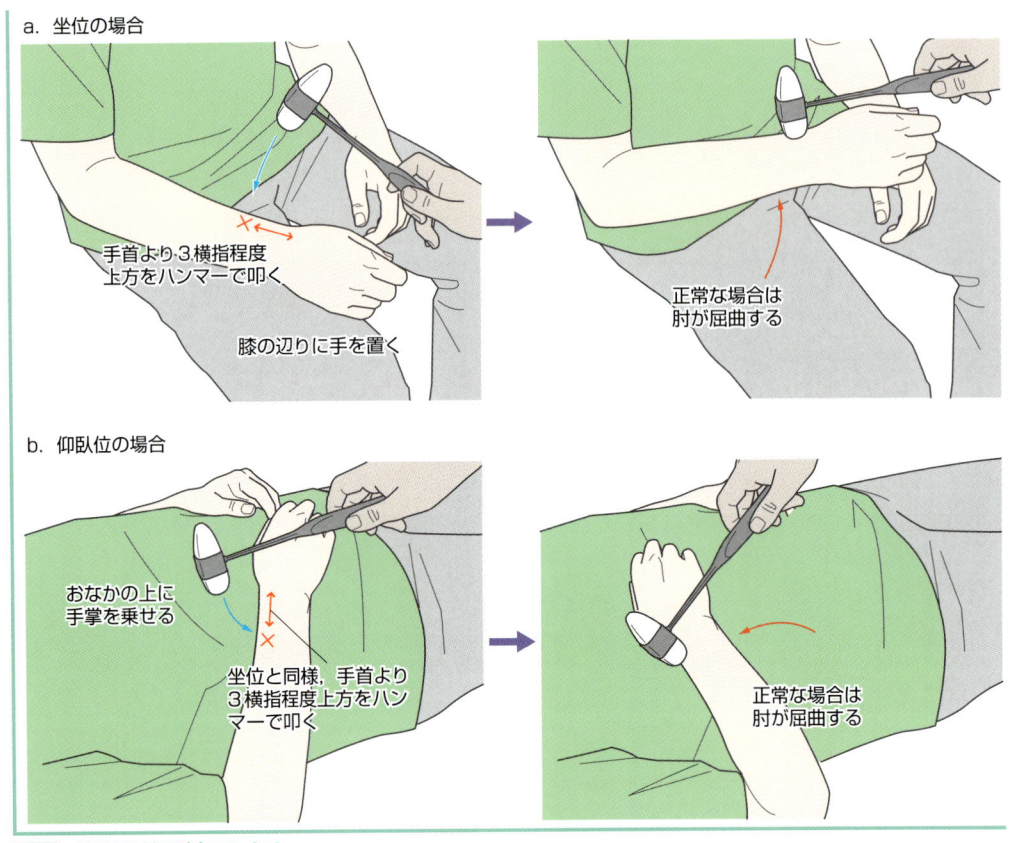

**図4** 腕橈骨筋反射のみかた

#### この診察でわかること

☑ 腕橈骨筋反射（反射弓はC6）
- 低下もしくは消失 ⇒ C6の障害
- 亢進 ⇒ C6より上位ニューロンの障害

### 4　上腕三頭筋反射

　坐位の場合は，患者に両手を腰に当ててもらい，後方から肘頭の3横指ほど上をハンマーで叩くのが，いちばん望ましい方法です．正常の場合，ハンマーで叩くと上腕三頭筋の収縮と同時に前腕が伸展します（**図5**）．後ろから行えるので左右差が比べやすいです．上腕三頭筋反射は，上腕二頭筋反射に比べると出にくいので増強法を試みてもよいです．グッと歯を食いしばった状態で叩いてみると，反射を出せることがあります．もう1つの方法は，検者の手で前腕を軽く支えながら，上

腕を軽く外転させ，肘を60°くらいに屈曲させた状態で先に説明した方法と同様にハンマーで叩きます（図6a）．仰臥位の場合は，手首を検者の手で支え半屈曲にしておなかの上に乗せた状態で行います（図6b）．

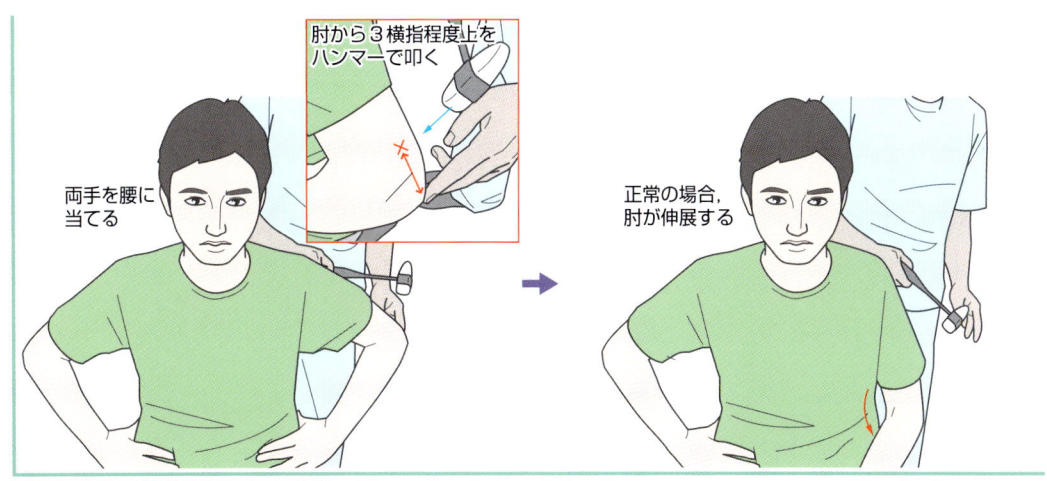

**図5** 上腕三頭筋反射のみかた①

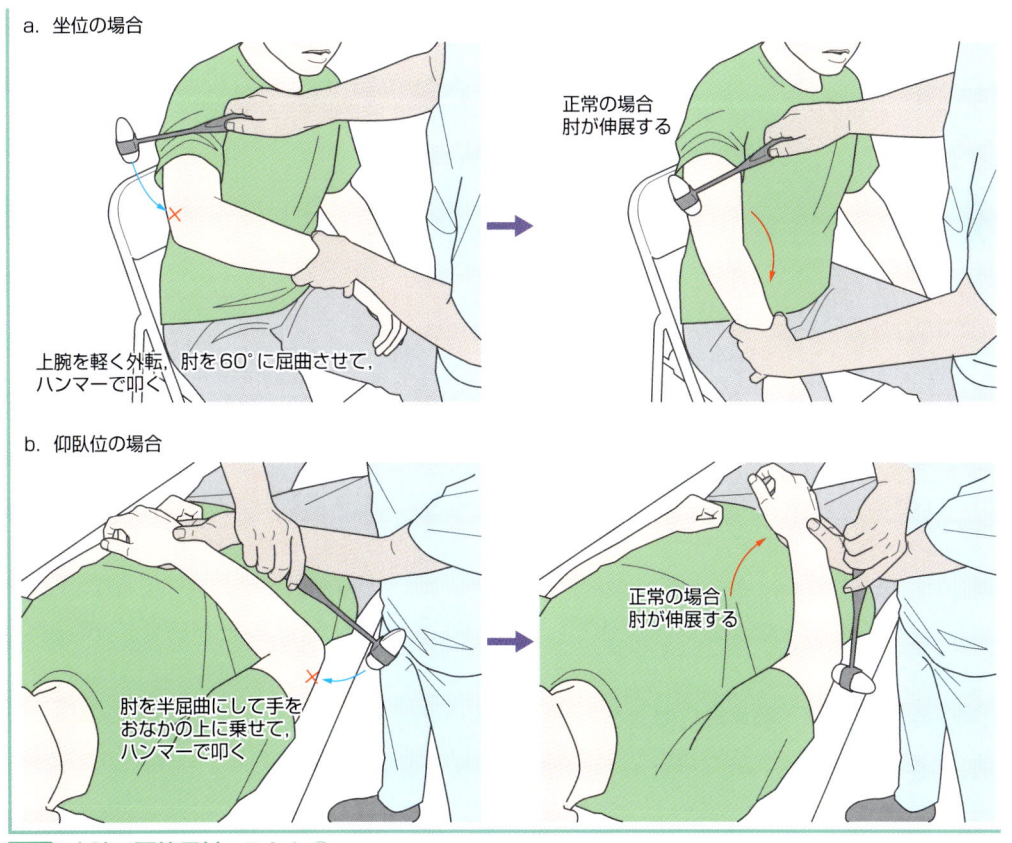

**図6** 上腕三頭筋反射のみかた②

9. 反射のみかた

> **この診察でわかること**
> ✓ 上腕三頭筋反射（反射弓はC7）
>   ・低下もしくは消失 ⇒ C7の障害
>   ・亢進 ⇒ C7より上位ニューロンの障害

### 5 Hoffmann反射

　患者の中指を中手指節関節のところで伸ばして，爪を検者の母指で手掌側にはじきます（図7）．母指が素早く内転する場合を亢進とします．必ず左右差を確認します．この反射は刺激閾値が高く，正常の場合はほとんど認められません．この反射がみられれば異常であることが多いです．

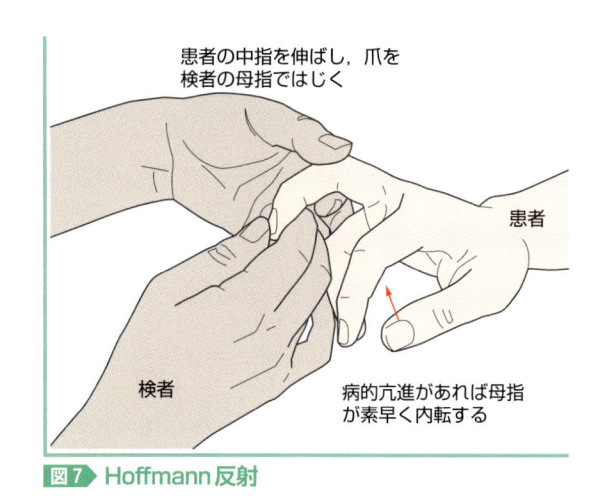

**図7** Hoffmann反射

> **この診察でわかること**
> ✓ Hoffmann反射（反射弓はC8）
>   ・亢進 ⇒ C8より上位ニューロンの障害

### 6 膝蓋腱反射

　坐位の場合は，ベッドの端に深く腰かけて足を下垂させ，膝蓋腱（膝蓋骨の下で最もくぼんだところ）をハンマーで叩きます．正常の場合は，下腿の伸展がみられます（図8）．これで反射が出にくい場合は，図9のように手を組んでもらい，ハンマーで叩く瞬間に左右に強く引っ張るよう指示します．この手法をJendrassikの増強法といいます．この増強法でも反射が誘発されない場合を消失とします．

　仰臥位の場合は，両下肢を揃えて膝を60°屈曲させ，坐位と同様に膝蓋腱をハンマーで叩きます（図10）．自力で膝挙上が困難な場合は，検者の手で患者の膝を裏から支えます（図11）．

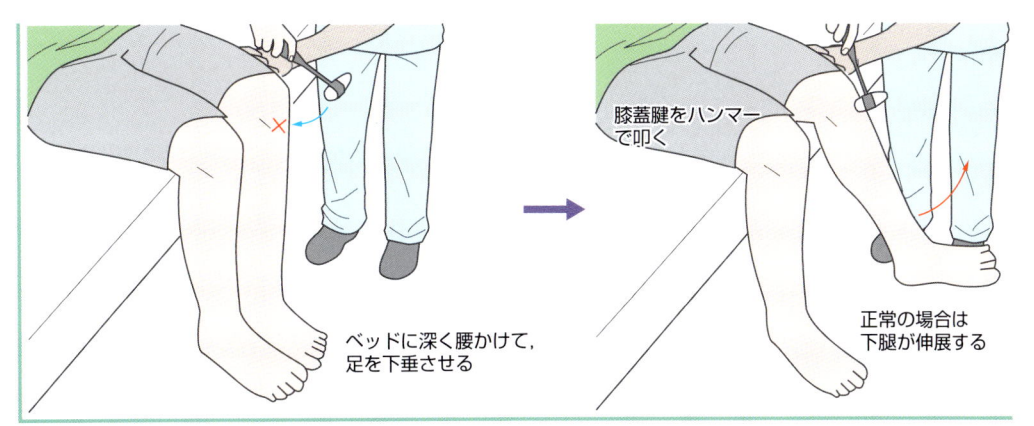

図8 ▶ 膝蓋腱反射のみかた（坐位の場合）

ベッドに深く腰かけて，足を下垂させる

膝蓋腱をハンマーで叩く

正常の場合は下腿が伸展する

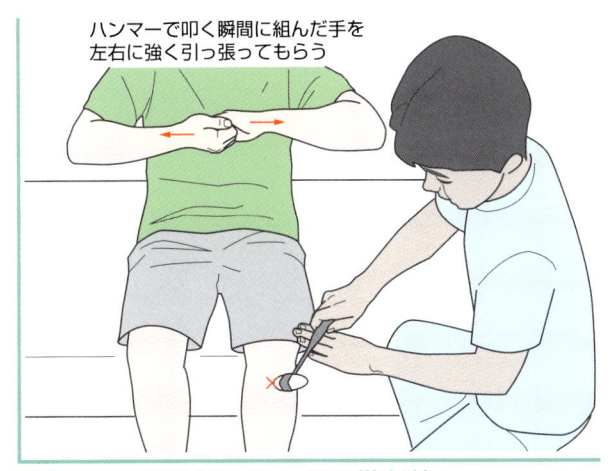

図9 ▶ 膝蓋腱反射（Jendrassikの増強法）

ハンマーで叩く瞬間に組んだ手を左右に強く引っ張ってもらう

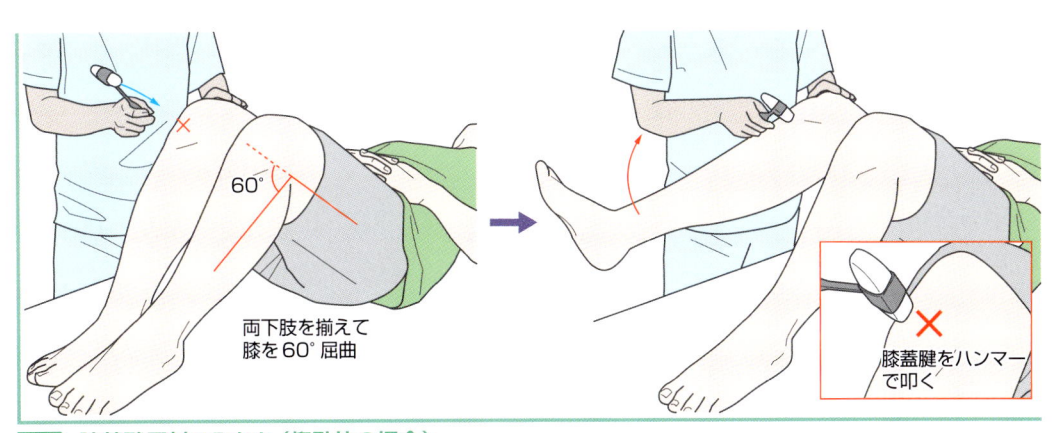

図10 ▶ 膝蓋腱反射のみかた（仰臥位の場合）

両下肢を揃えて膝を60°屈曲

膝蓋腱をハンマーで叩く

9．反射のみかた　81

検者の手で患者の
膝裏を支える

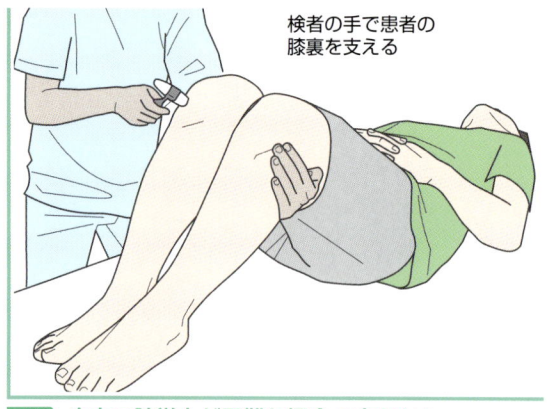

**図11** 自力で膝挙上が困難な場合の支えかた

---

> **この診察でわかること**
>
> ☑ 膝蓋腱反射（反射弓はL3〜4）
> ・低下もしくは消失 ⇒ L3〜4の障害
> ・亢進 ⇒ L3〜4より上位ニューロンの障害

### 7 アキレス腱反射

　アキレス腱反射は，仰臥位でみることが多いです．膝を屈曲，外旋させ，検者の手で足を支え，軽く背屈させながらハンマーでアキレス腱を叩くと，正常な場合は足部が底屈します（図12）．もう1つの方法は，検足をもう一方の足の上に軽く乗せた状態で，アキレス腱を叩きます（図13）．こちらの方が，ハンマーが操作しやすいかもしれません．これらの方法でアキレス腱反射が出せない場合は，図14のように，ベッドの上にひざまずいた姿勢で踵から先をベッドの縁から出してもらい，検者は軽く足底部を押しながらアキレス腱を叩きます．この方法で腱反射が出ない場合は消失と判断します．

> **この診察でわかること**
>
> ☑ アキレス腱反射（反射弓はS1〜2）
> ・低下もしくは消失 ⇒ S1〜2の障害
> ・亢進 ⇒ S1〜2より上位ニューロンの障害

　最後に反射弓のレベルの覚えかたを図で示します．アキレス腱反射から「S1, S2, L3, L4, C5, C6, C7, C8」と数えるようにすると，レベルを覚えやすいかと思います（図15）．

膝を屈曲，外旋させ，足を軽く背屈させて，ハンマーでアキレス腱を叩く

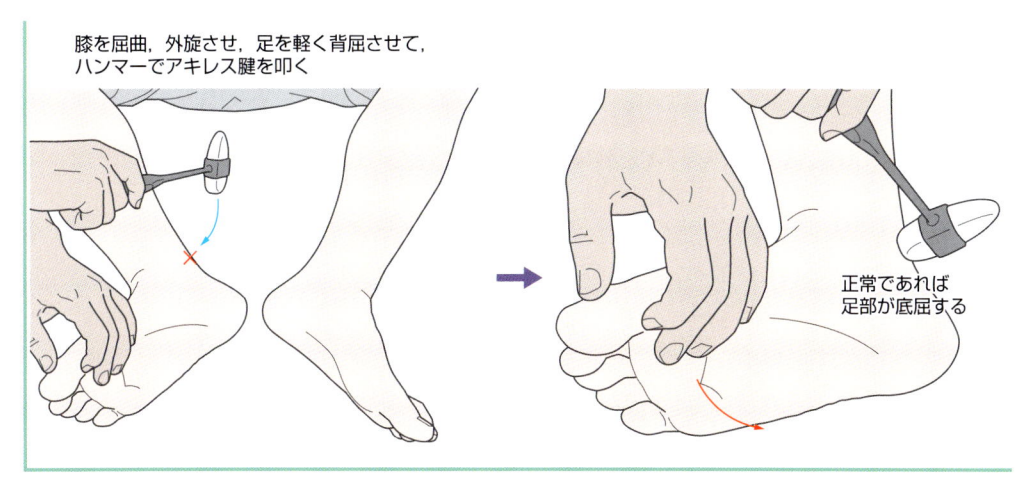

正常であれば足部が底屈する

**図12** アキレス腱反射①

検足をもう一方の足に乗せてアキレス腱を叩く

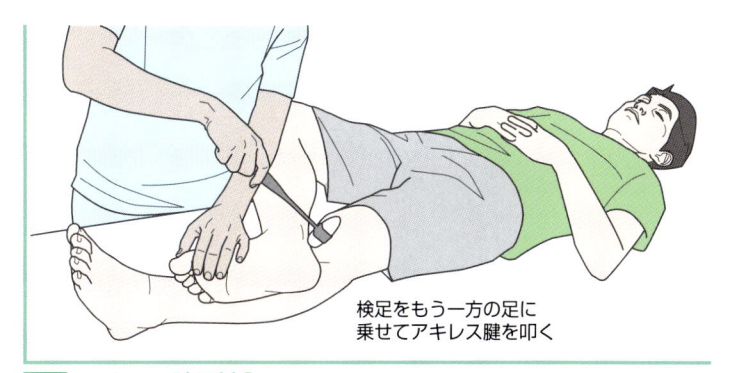

**図13** アキレス腱反射②

ベッド上でひざまずいた姿勢で，踵から先をベッドの縁から出す

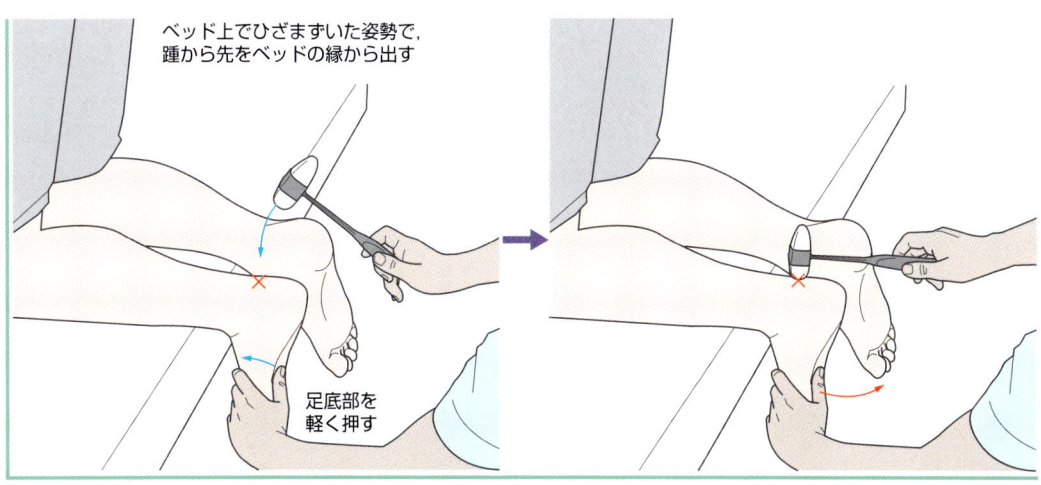

足底部を軽く押す

**図14** アキレス腱反射（図12, 13の方法で反射を出せない場合）

9．反射のみかた

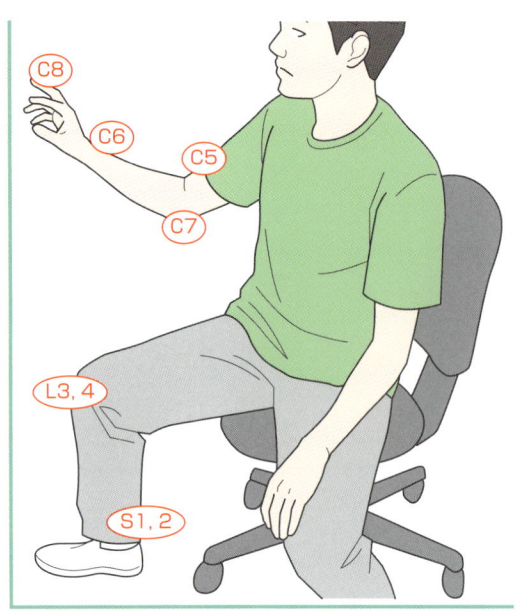

**図15** 反射弓のレベルの覚えかた

## Babinski徴候

　表在反射はいくつか知られていますが，ここでは重要かつ日常診療でよく行われる足底反射について解説します．

　仰臥位で膝を伸展させ，検者は手で足首を軽く固定して行います．ハンマーの柄などを足底部外縁を踵（**図16a**）から中趾の基部付近までゆっくり這わせます（**図16b**）．正常の場合，すべての趾が軽く底屈する足底反射が起こります（**図17a**）．錐体路障害がある場合は母趾のみが背屈します．これをBabinski徴候と呼びます（**図17b**）．注意点は，刺激部位が母趾基部まで及ばないようにすることです．母趾基部まで刺激すると，正常の場合でもBabinski徴候が出る場合があります．また，膝が曲がっていると徴候が出にくくなるので，しっかり膝を伸ばしておくことが重要です．

　また，刺激を加えるときは，最初は軽く，だんだん強くしながら繰り返し刺激すると，Babinski徴候が出やすくなります．また，刺激する足と反対方向に顔を向けると姿勢反射による増強が加わり，徴候が出やすくなることが知られています（**図18**）．この方法により患者が不快に感じる場合は，Chaddockの手技で行います．これは，足背の外縁を外果の後方から下方にかけて外果を囲むように刺激する方法です（**図19**）．個人的にはChaddockの手技は患者への苦痛度が少なくて済むので好んで行っています．

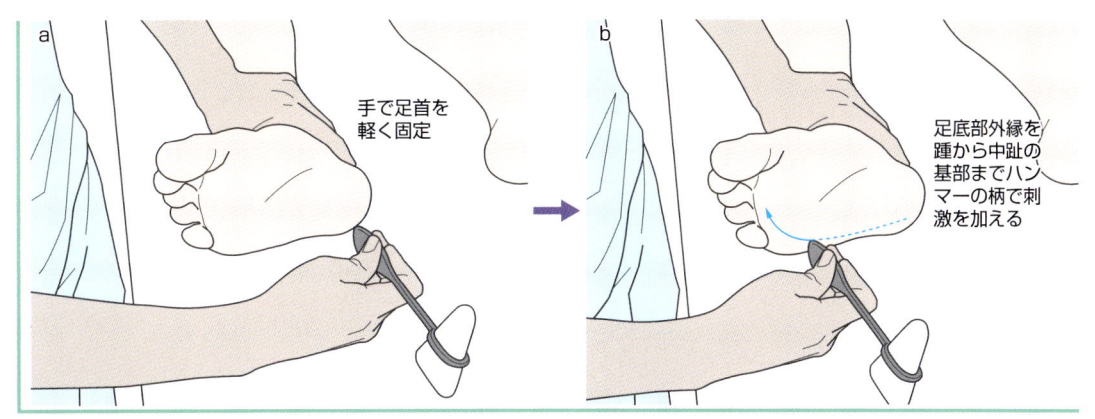

**図16** 足底反射のみかた

a　手で足首を軽く固定

b　足底部外縁を踵から中趾の基部までハンマーの柄で刺激を加える

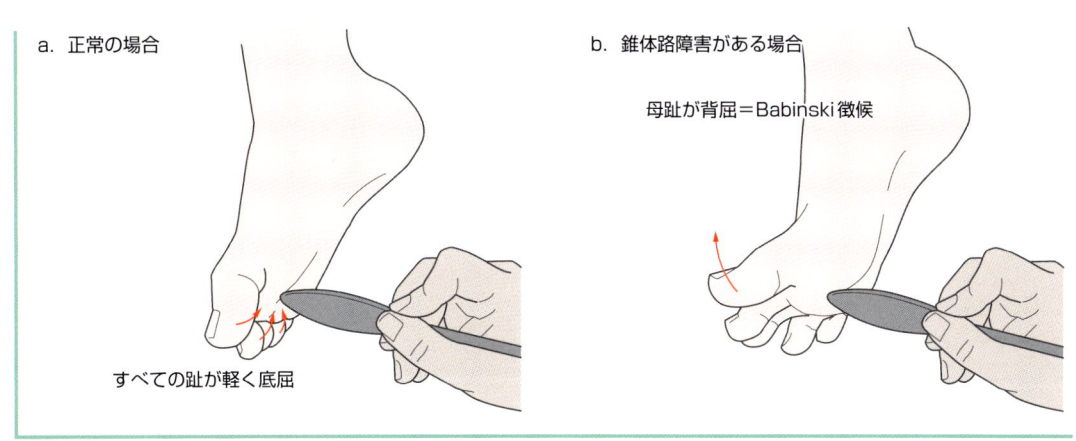

**図17** 足底反射－正常例とBabinski徴候

a. 正常の場合　　すべての趾が軽く底屈

b. 錐体路障害がある場合　　母趾が背屈＝Babinski徴候

**図18** Babinski徴候（増強法）

刺激する足と反対方向に顔を向けると反射が出やすい

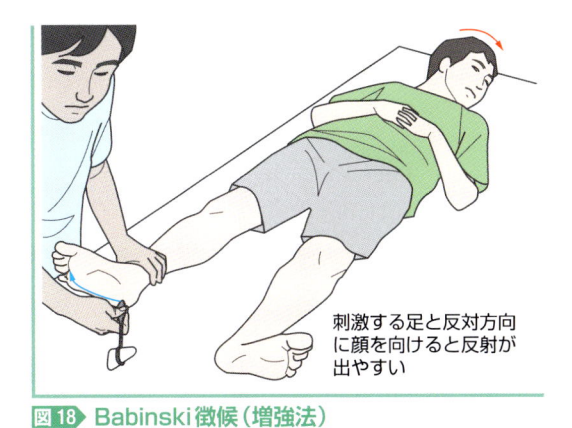

**図19** Babinski徴候（Chaddockの手技）

外果の後方から下方に向けて刺激すると患者が不快に感じにくい

---

**この診察でわかること**

☑ Babinski徴候 ⇒ 錐体路障害

9. 反射のみかた

# 10 意識・高次機能のみかた

　意識障害の患者をみるときの手順は，機械的に覚えてしまうと診察のスピードアップを図ることができるでしょう．高次機能については，左半球・右半球それぞれの症状をスクリーニングできれば十分です．

## 意識障害

### 1 バイタルサインのチェック

　バイタルサインに異常がある場合は，意識障害の原因検索よりも先にバイタルサインの正常化が最優先であることは言うまでもありません．

#### この診察でわかること

- ✓ 血圧（収縮期）
  90 mmHg 以下 ⇒ 意識障害の原因が中枢性である可能性がかなり低くなります．
- ✓ 呼吸
  呼吸運動の深さが漸増，漸減して無呼吸になるパターンを繰り返すCheyne-Stokes呼吸
  ⇒ 両側大脳半球や間脳の障害

### 2 意識障害のスケールによる評価

　日本では，Japan coma scale（JCS，表）がよく用いられます．痛み刺激に対する反応をみるもので，刺激の方法としては，眼窩上縁内側を強く圧迫するか，患者の指の爪の上をペンで強く圧迫する方法（図1）がよく用いられます．意識障害をスケールで記しておくと，経時的変化を数値の変化で捉えることができるので便利です．ただし，数値化するだけでなく，意識障害の程度がわかるように，具体的な状況を一言付け加えておくことが重要です．例えば「覚醒はしているが名前が言えない」というように記しておくと，誰にでもわかりやすいでしょう．

表：JCS

| Ⅲ．刺激に対して覚醒しない場合 |
|---|
| 300：痛み刺激に反応しない |
| 200：痛み刺激に対して，手足を動かしたり顔をしかめたりする |
| 100：痛み刺激に対して，払いのける動作をする |
| Ⅱ．刺激がなくなると眠り込む状態 |
| 　30：呼びかけを繰り返すとかろうじて開眼する |
| 　20：簡単な命令に応じる |
| 　10：合目的な運動をし，言葉も出るが，間違いが多い |
| Ⅰ．刺激がなくても覚醒している状態 |
| 　　3：自分の名前，生年月日が言えない |
| 　　2：見当識障害がある |
| 　　1：清明とは言えない |
| 　　0：清明 |

**図1** 痛み刺激の加えかた

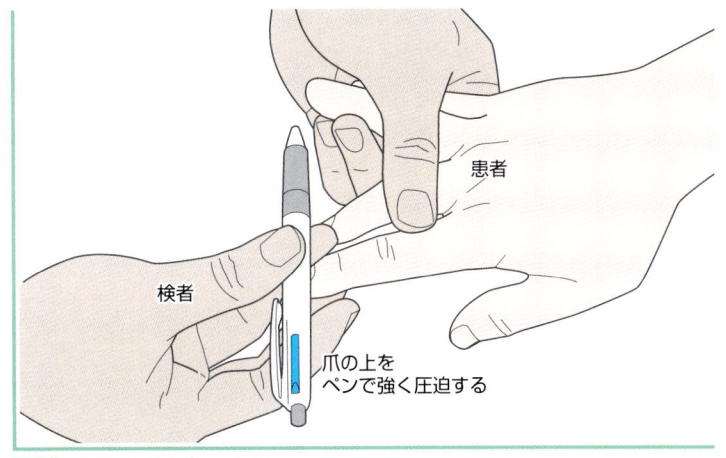

### 3 全身の観察

体表に外傷がないかチェックします．

### 4 眼の観察

まず，眼位をみて，共同偏視などの眼位の異常の有無を確認します．次に，瞳孔の大きさ，形，左右差，対光反射の順でみます．それが済んだら人形の目試験をします．両側の眼瞼を両母指で挙上しながら，頭を素早く左右に回転させます．脳幹機能が保たれていれば，回転させた側と反対側に眼球が偏位します（図2）．この現象がみられない意識障害患者は，脳幹の障害が疑われます．

次に眼底を観察して，うっ血乳頭の有無，静脈拍動の有無についてみます．眼底の観察が苦手な研修医の皆さんも多いかと思いますが，繰り返しみる努力をすると自然に身につくものです．丁寧に眼底をみる習慣を作りましょう．

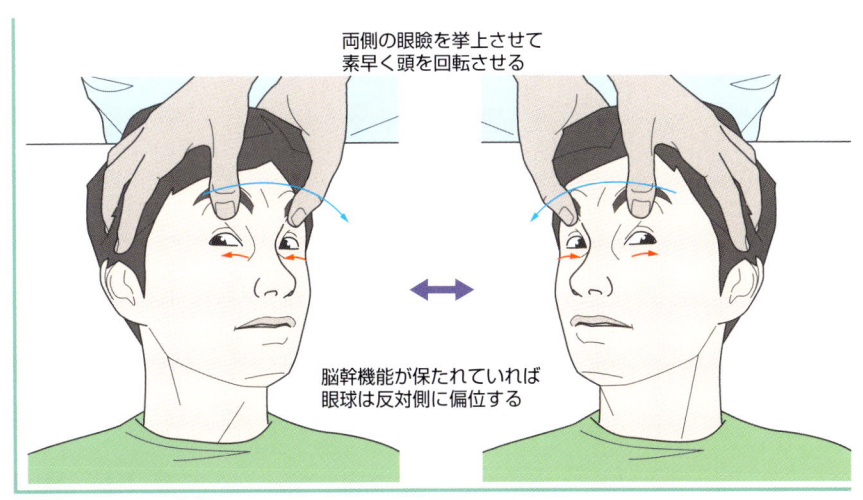

**図2** 人形の目試験

10．意識・高次機能のみかた　87

> **この診察でわかること**
> - ☑ 人形の目試験
>   消失 ⇒ 脳幹障害
> - ☑ 眼底の観察
>   うっ血乳頭，片側の静脈拍動の欠如 ⇒ 脳圧亢進
>
> その他，「2. 眼のみかた」を参照．

## 5 四肢の観察

どちらかの手足を動かしていないか，もしくは動きが少ないかをみて，麻痺があるかどうかチェックします．手足を自発的に動かしていない場合は，arm-dropping testを行います．仰臥位で，患者の両上肢を**図3a**のように持ち上げて，同時に離します．**図3b**のように，麻痺がある上肢はどさっと崩れるように落ちますが，健側は麻痺側よりゆっくり落ちてきます．ただし，落下に左右差がないときは，判定が難しくなります．

麻痺がある場合，麻痺側の下肢が外旋位になっていることが多いため，下肢の左右差をみるときは，患者の足側に立つと観察しやすくなります．

また，患者の膝を立たせてみるのも一つの方法です．**図4**のように膝を他動的に立たせて手を離すと，麻痺側はすぐに外側に倒れてしまいますが（**図5a**），健側は，膝が立ったままの肢位を保つか，膝がゆっくり伸びます（**図5b**）．

四肢を全く動かさない状況であれば，眼窩上縁内側を強く圧迫することで除皮質硬直や除脳硬直が誘発されるかどうか検査します（**図6**）．

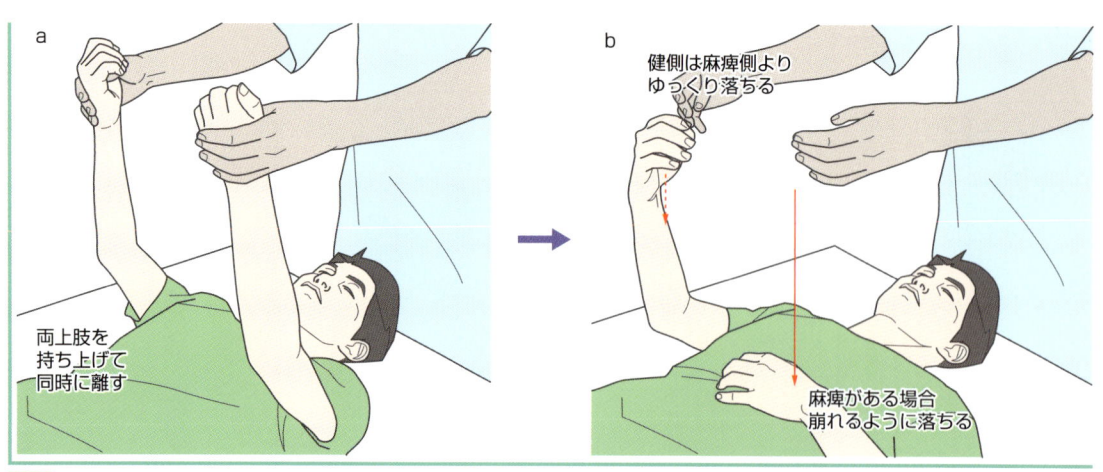

**図3** arm-dropping test

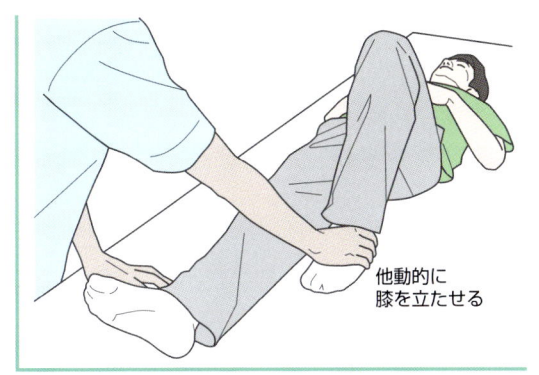

**図4** 膝を立たせて麻痺の有無をみる方法

他動的に膝を立たせる

a. 麻痺がある場合 — 手を離すとすぐに外側に倒れる

b. 麻痺がない場合 — 手を離しても倒れず，肢位を保つか，膝がゆっくり伸びる

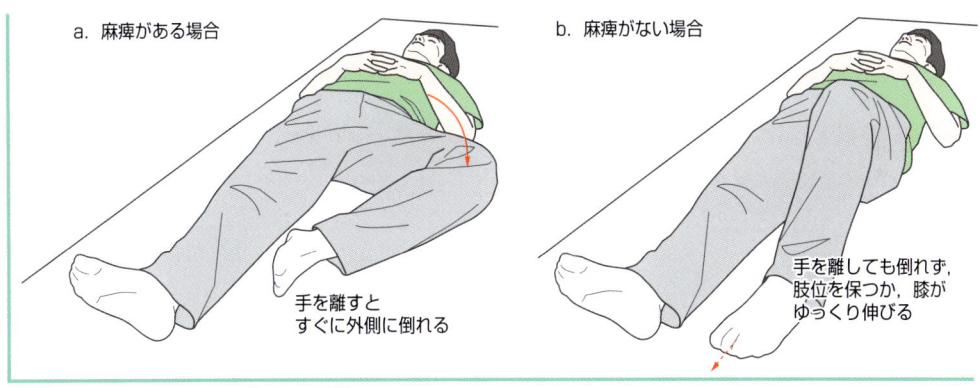

**図5** 図4の方法による麻痺の診断

眼窩上縁内側を強く圧迫する

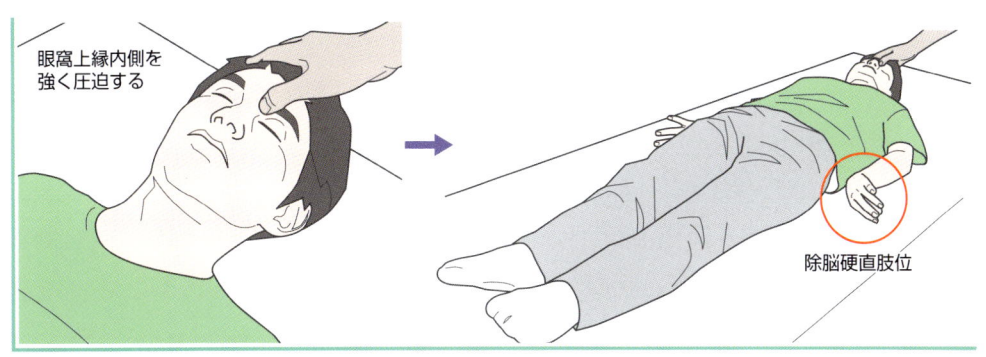

除脳硬直肢位

**図6** 除皮質硬直，除脳硬直の誘発

### この診察でわかること

- ✓ arm-dropping test，および膝を立たせる ⇒ 一側の局所的脳病変
- ✓ 肢位；眼球圧迫による誘発
  - 除脳硬直 ⇒ 中脳の障害
  - 除皮質硬直 ⇒ 大脳皮質，白質の広範な障害

10．意識・高次機能のみかた

### 6 筋トーヌスの評価

項部硬直もこの時点で診察します．四肢を動かしてみて，四肢の筋トーヌスが亢進しているのか低下しているのか，左右差がないかを診察します．

> **この診察でわかること**
> ☑ 筋トーヌスの評価
> - 項部硬直 ⇒「1. 髄膜徴候のみかた」参照
> - 全身性の左右差のない筋トーヌスの低下 ⇒ 薬物中毒，代謝性意識障害，心因性
> - 全身性の左右差のない筋トーヌスの亢進
>   ⇒ 悪性症候群，高度なParkinson病もしくはParkinson症候群
> - 一側の筋トーヌスの低下 ⇒ 片麻痺を呈する局在性脳障害

### 7 反射の検査

最後に反射の検査です．反射の左右差や，Babinski徴候がないかどうかを検査します．

> **この診察でわかること**
> ☑ 反射
> - 左右差のある反射，Babinski徴候陽性 ⇒ 局所性脳障害

以上の手順に従って診察し，局所徴候のある意識障害か否かを見極めて鑑別診断を絞り込みます．

## 失語〜優位半球の症状

研修医の皆さんにとって，失語の診察は難解で面倒な領域で，できれば避けたいと思う方が多いと思います．しかし，失語があれば優位半球の障害と言えますので，研修医の皆さんも，簡単でよいのでその診察法を身につけておく必要があります．ここでは，古典的にBroca失語，Wernicke失語に分類することを目的とせず，障害を受けた解剖学的部位の診断に重点を置きます．脳血管障害の場合，解剖学的診断が，病態生理，画像評価のうえでも重要になるからです．

「とけい（時計）」を利用した失語のスクリーニング方法を伝授します．
① 目の前に「時計」「鍵」などの物品を置いて，「時計はどれですか」と患者に尋ね，物品を選んでもらいます（図7a）．これができなければ単語の理解障害となります．責任病巣を詳細に述べるとかなり専門的になりますので，研修医の皆さんは大まかな部位を思い浮かべられれば十分だと思います．簡略的に，左頭頂葉から側頭葉付近と覚えておくとよいでしょう（図8①）．
② 次に「とけい」と発音してもらいます．「りけい」「うけい」など音の置き替わりがないかチェックします．このような現象を音韻性錯語といいます．図8①より前方の左頭頂葉付近（図8②付近）が責任病変です．

③次に,「とけい」と言えたとしても,一つ一つの音のつながりが不自然でないかチェックします.「と,け,い」と滑らかでなく途切れていたり,「と,け〜い」と音と音が間延びしたり,「とっけ,い」と音と音の間がつまってしまう現象を,失構音といいます.失構音が認められる場合は,**図8**②より前方で**図8**③付近が障害部位となります.

④最後に,患者の目の前に「時計」の現物を差し出して,それが何か答えてもらいます(**図7b**).「とけい」と答えられなければ喚語困難となります.障害部位は,**図8**④の左前頭葉付近です.

以上の点をチェックすることで,異常がある場合のそれぞれの障害部位は,図8のように後方から①,②,③,④と大まかに順番に配置されます.このスクリーニングにより,解剖学的障害部位をおおよそ推定することができるでしょう.ただし,詳細な解剖学的局在を勉強したい方は,成書を参考にしてください.

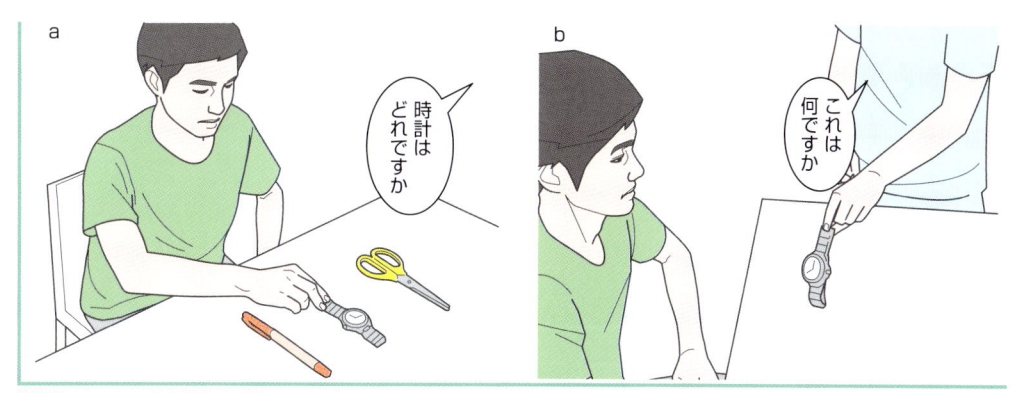

**図7** とけい(時計)を利用した失語のスクリーニング

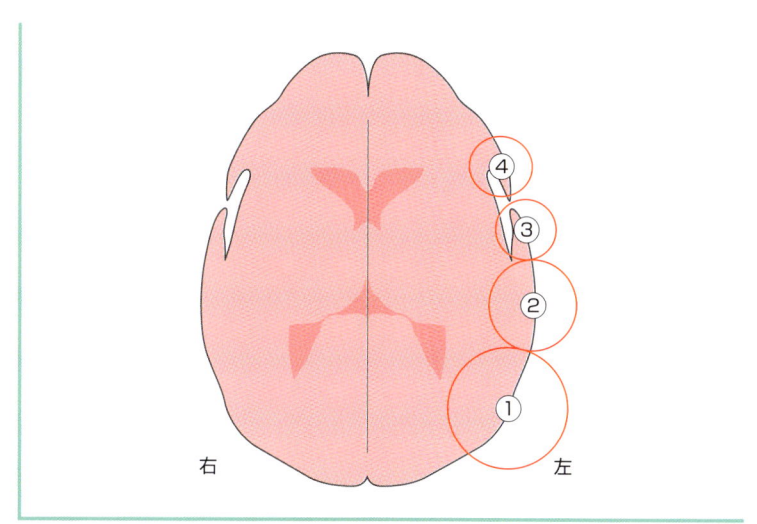

**図8** 失語症における脳の障害部位

> **この診察でわかること**
>
> ☑ 失語のスクリーニング
> - 単語の理解障害 ⇒ 左頭頂から側頭葉付近の障害
> - 音韻性錯語 ⇒ 左頭頂葉付近の障害
> - 失構音 ⇒ 左前頭葉付近の障害
> - 喚語困難 ⇒ 左前頭葉付近の障害

## 失行

　運動障害がないにもかかわらず，口頭命令による動作ができない場合は失行を疑いますが，失語が合併していることも多く，研修医の皆さんにとっては失行の診察は難しいかもしれません．失行を疑ったときの簡単な診察方法を紹介します．患者が何を行うべきか理解していることが前提です．意識障害，失語，認知障害がある場合，正確な失行の診察がしばしば困難となります．

　まず，手影絵の「キツネ」のまねをしてもらいます（図9）．うまくできない場合を観念運動失行といいます．

　次に，実際の物品を用いて，それを正しく使用できるか検査します．紙を用意して「その紙を2つに折ってください」と指示します（図10）．うまくできない場合を観念失行といいます．

　続いて，図11にあるように単純な幾何学的図形を模写してもらいます．模写がうまくできない場合を構成失行といいます．

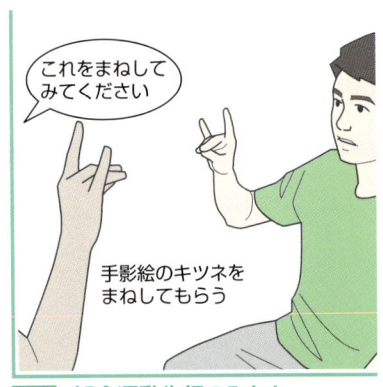

**図9** 観念運動失行のみかた

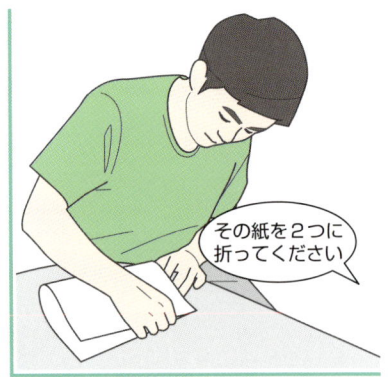

**図10** 観念失行のみかた

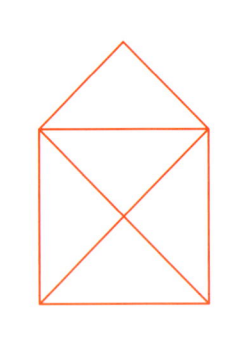

**図11** 構成失行をみるときに用いる図の例

> **この診察でわかること**
>
> ☑ 失行の診察
> - 観念運動失行 ⇒ 左頭頂葉を中心とした広範な障害
> - 観念失行 ⇒ 左頭頂葉を中心とした広範な障害
> - 構成失行 ⇒ 左頭頂，後頭葉を中心とした広範な障害．劣位半球の同じ部位で起こり得る

## 失認～劣位半球の症状

　ここでは，日常的にしばしば経験する2つの失認について説明します．失認があれば，ほとんどが劣位半球に障害があると考えてよいでしょう．

　まず，半側空間無視です．右半球の血管障害で皮質を含む病変のとき，しばしば左の空間の無視が経験されます．以下の方法を勧めている成書はないのですが，救急外来などで簡単に行えるので紹介します．

　検者は聴診器の両端を持って，患者に聴診器の真ん中を指差してもらいます．左半側空間無視がある場合は，真ん中より右側を真ん中として指差します（図12）．もし書字ができる環境で正確に半側空間無視を評価するなら線分2等分試験があります．図13のように，様々な長さの線分の真ん中に印を入れてもらいます．

　もう1つは病態失認です．右半球の血管障害で皮質を含む病変でやはり経験することが多い症状です．右半球の血管障害で生じる左片麻痺があるにもかかわらず，「左手足は動きますか」と質問すると，「ちゃんと動く」と答え，麻痺を否認します．

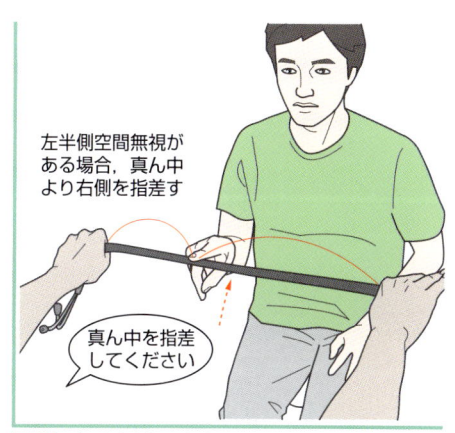

**図12** 左半側空間無視のみかた（聴診器を使う場合）

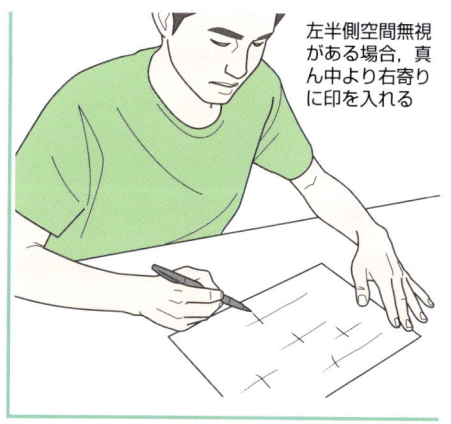

**図13** 半側空間無視のみかた（線分2等分試験）

### この診察でわかること

✓ 失認
- 左半側空間無視 ⇒ 右頭頂葉の障害
- 病態失認 ⇒ 右頭頂葉の障害

　失語と失認について，簡単でよいのでスクリーニングができると，救急外来において脳血管障害の患者の高次機能障害をみるときの局在診断にかなり役に立ちます．

## 記憶障害

認知症の検査は，長谷川式簡易知能検査が有名です．これは極めて有用ですが15分ほどかかるため，ある程度時間に余裕が必要です．時間のない現場では，まず認知症があるのかどうか，詳しい検査をする必要があるのかどうか，スクリーニングをすることが重要です．ここでは，Mini-Cog assessment instrument，略してMini-Cogを紹介します．2007年のJAMAでは，Mini-Cogの認知症に対しての尤度比が，＋LRは13.0，－LRは0.25であることが紹介されています．

①患者に3つの関連性のない単語を集中して聴いて覚えてもらいます．例えば「桜」「猫」「電車」などがよいでしょう．検者は，これらの単語を2度繰り返します．

②次にclock drawing test（CDT）を行います．CDTとは，紙に時計の絵を描いてもらう検査です．患者に「時計の絵を描いてください」と指示します．図14aのようにまず円を描いてもらいます．そしてその中に1から12までの数字を書き入れてもらいます．最後に，例えば「10時20分」というように時刻を指示して時計の針を描いてもらいます（図14b）．図15のような時計を描いた場合を異常とします．

③先ほど覚えてもらった3つの言葉を思い出してもらいます．

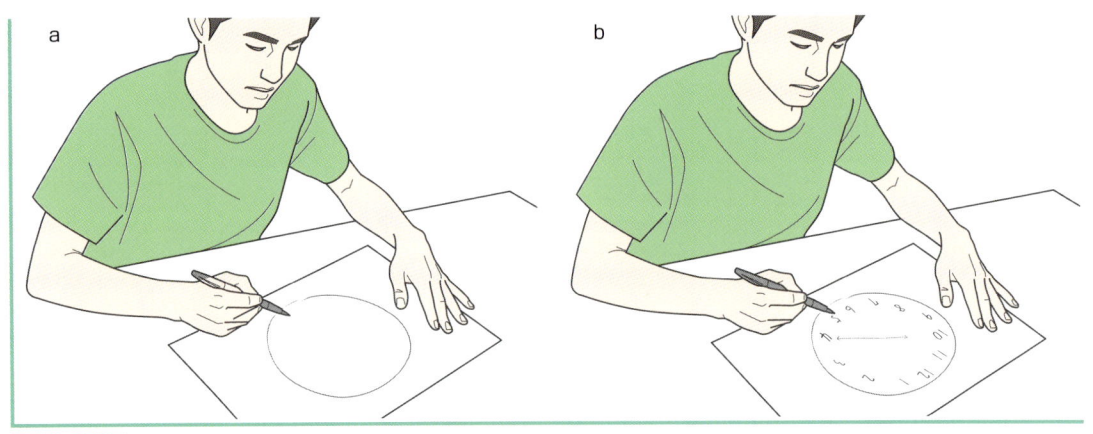

図14 ▶ CDT

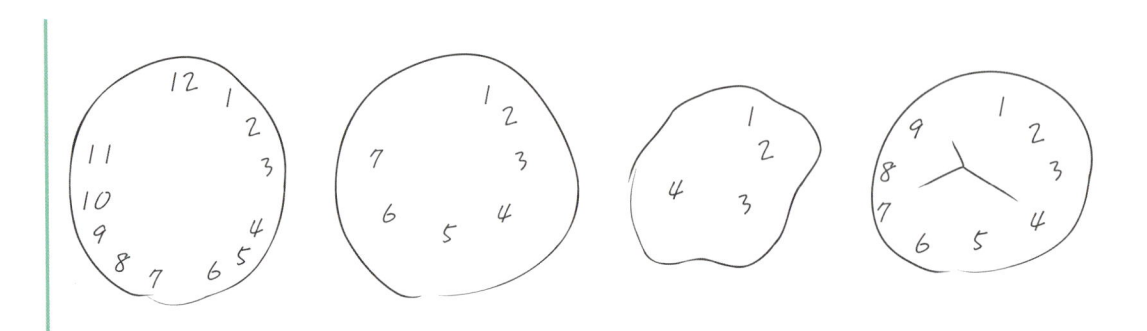

図15 ▶ CDTで異常とする例

### 評価方法

3つの言葉がすべて思い出せなかったら0点，1つ思い出せたら1点，2つなら2点，3つなら3点とします．

① 0点の場合は，認知症の可能性が高くなります．
② 1もしくは2点で，CDTが異常の場合，認知症の可能性が高くなります．
③ 1もしくは2点でもCDTが正常なら，認知症の可能性は低くなります．
④ 3点なら認知症の可能性は低くなります．

簡単にできるスクリーニングとしてこのMini-Cogは有用ですが，この検査のみで認知症と診断せず，更なる評価は上級医もしくは専門医と相談してください．

認知症のスクリーニングをするうえで注意しなければならないことがあります．それは，患者をリスペクトするということです．そもそも物忘れを主訴にしていれば，認知症のスクリーニングの検査をすることに異論はないでしょう．しかし，患者自身が認知症の検査を望んでいないのに，入院時一式の診察で流れのなかで認知症の検査をすることがあります．診療をしていくうえで認知症があるかどうかを知っておくことは重要ですが，こんなときには，患者の同意をとることと患者へのリスペクトを忘れないでください．

# 11 5分でできる神経学的所見

これまではイラストを見れば研修医でもできるように神経学的所見のとりかたを説明してきました．ただ，すべての所見をとろうと思うとかなりの時間がかかってしまいます．

この章では，迅速さを要求される救急外来で，短時間でできる神経学的所見のスクリーニングの方法を紹介します．ここで紹介するのはあくまでスクリーニングです．気になるところや異常所見があれば，またはありそうならば，これまでに説明したそれぞれの所見のとりかたを参考にして，詳しくとるようにしてください．

また，このスクリーニング方法は，患者に比較的良好に指示が伝わる場合に限られます．

まず，診察室の椅子に座った状態，すなわち坐位で診察を開始します．

## 視野

視野は，対座法を用いて検査します．ただし，これはどうしても簡略化するのは難しいので，2章で説明したように検査するしかありません．

患者と約80cmの距離を空けて向かい合うように座ります．患者に片側の眼を手で隠してもらい，検者もそれに対向する眼を隠します．そして患者に検者の眼を見るように指示します．2章では，「赤い」視標物の使用を推奨しましたが，ここではクイックにスクリーニングするために，検者の示指を視標物として使用します．お互いの中間で，患者の眼が隠れる位置に指先を持っていき，患者に指先が見えるかどうか確認します（**図1a**）．指が確認できたら，その指を水平方向に視野から外れるように動かして，見えなくなるポイントを確認します（**図1b**）．そして今度は，視野の外から指を中心に向けて動かし，患者が見えるようになったポイントを確認します（**図1c**）．

a 指先を患者の眼が隠れる位置に持っていく　　b 水平方向に視野から外れるように指を動かす　　c 視野の外から中心に向かって指を動かす

指が見えなくなるポイントを確認する　　指が見えるようになるポイントを確認する

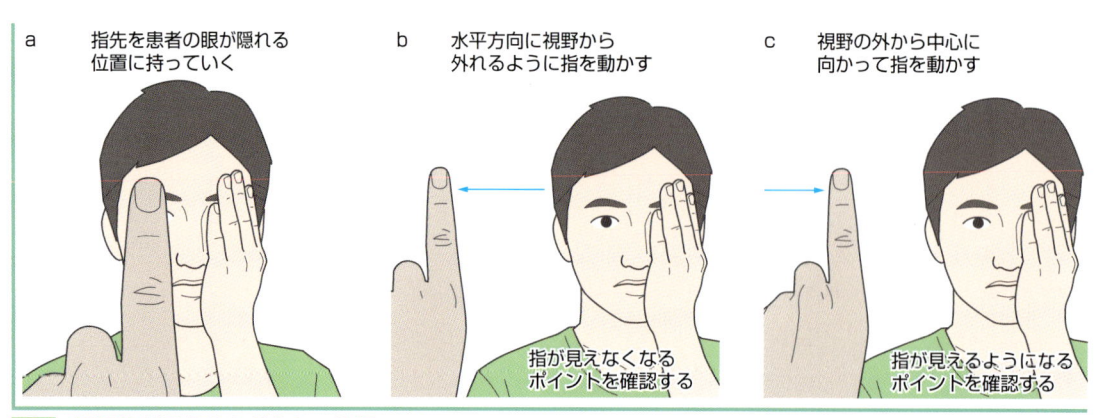

**図1** 視標物が見えるかどうかの確認

視標物が確認できたらこの検査は可能と考え，4つの視野について確認します．耳側上方の視野の外から，指をすり合わせながら中心に向けて動かし，患者が見えるようになったポイントを確認します（図2a）．どうしても患者は視標物に視線を向けてしまいがちなので，検者の眼から視線をそらさないように指示します．耳側下方（図2b），鼻側上方（図2c），鼻側下方（図2d）でも同様に行い，自身の視野と比較して視野欠損を判断します．

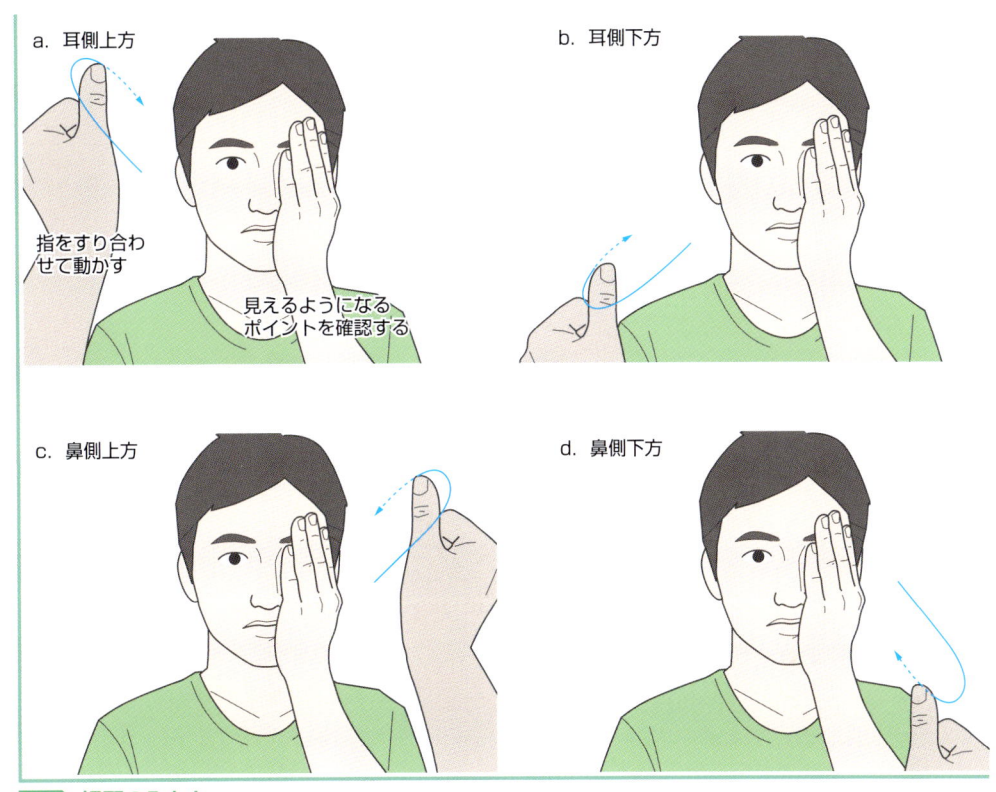

**図2** 視野のみかた

a. 耳側上方
指をすり合わせて動かす
見えるようになるポイントを確認する

b. 耳側下方

c. 鼻側上方

d. 鼻側下方

## 瞳孔，対光反射，眼位，眼球運動，眼振

　**瞳孔径**をみるときは瞳孔計を用いて測定し（図3），左右差も確認します．
　**対光反射**では，近くを見つめたりライトを見たりすると，輻輳反射が起こってしまうので，遠くを見てもらい（図4），光を前方外側から入れるようにします．光を当てた側の瞳孔の縮瞳を確認する直接反射と，光を当てていない側の瞳孔の縮瞳を確認する間接反射の両方を検査します（図5）．
　次に，**眼位**を確認します．患者の両眼前50cmほどのところで正面からペンライトで照らします．患者の眼球が正常の位置にあれば，瞳孔の中に光が反射して見えます（図6）．
　**眼球運動**は，ペンライトなどの視標物を大文字の「H」の字を描くイメージでゆっくり動かします．そのときに頭を動かさずに眼だけで追うように指示するか，検者が片手で軽く頭を押さえながら行います（図7）．同時に眼振の有無も確認します（図8）．

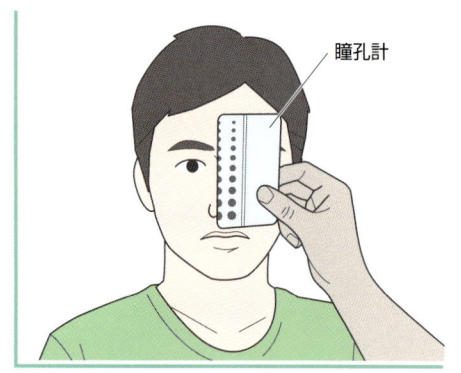

図3 ▶ 瞳孔径の測定

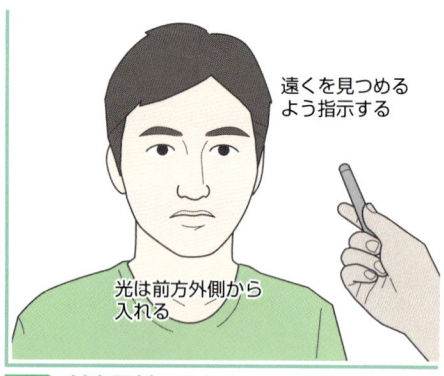

図4 ▶ 対光反射のみかた
- 遠くを見つめるよう指示する
- 光は前方外側から入れる

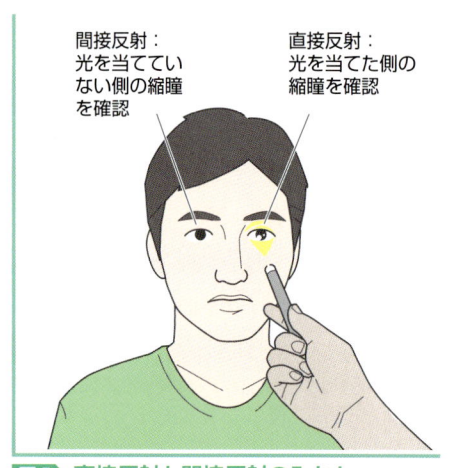

図5 ▶ 直接反射と間接反射のみかた
- 間接反射：光を当てていない側の縮瞳を確認
- 直接反射：光を当てた側の縮瞳を確認

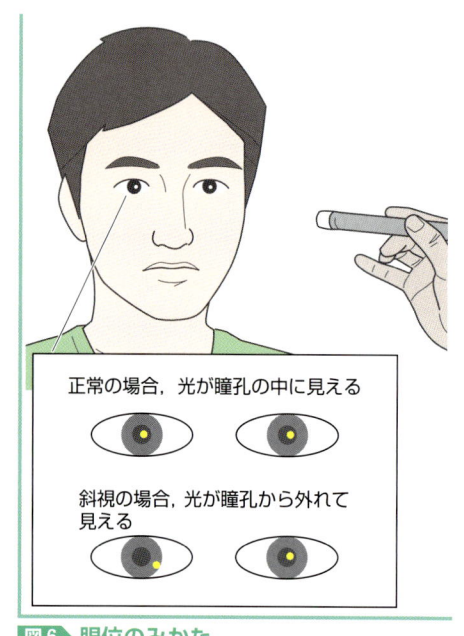

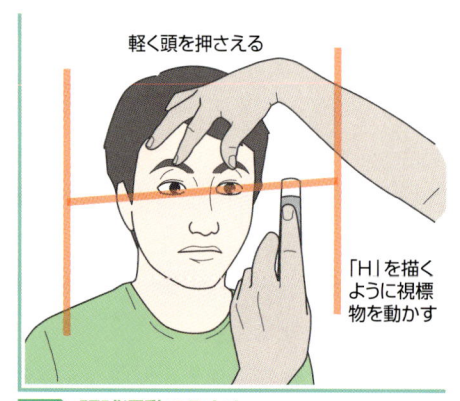

図6 ▶ 眼位のみかた
- 正常の場合，光が瞳孔の中に見える
- 斜視の場合，光が瞳孔から外れて見える

図7 ▶ 眼球運動のみかた
- 軽く頭を押さえる
- 「H」を描くように視標物を動かす

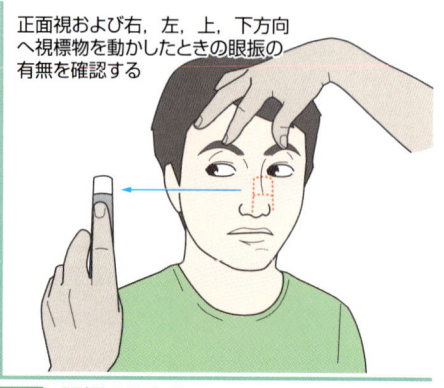

図8 ▶ 眼振のみかた
- 正面視および右，左，上，下方向へ視標物を動かしたときの眼振の有無を確認する

## 顔面の感覚

　まず，**痛覚**からみます．同じ点をつつかないように1ヵ所近辺を2～3回つついて確認します．痛覚を検査するには，施設内どこでも手に入るクリップの先端を使うか，アルコール綿のパックの角を利用するとよいでしょう（図9）．温度覚の確認はここでは省略します．**触覚**については，捻ったティッシュペーパーの先で軽く触れた場合の左右差を調べます．

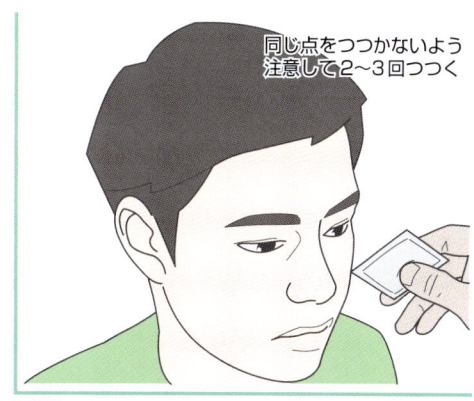

**図9** 痛覚のみかた

同じ点をつつかないよう注意して2～3回つつく

## 顔面の運動

　**顔筋**は，前頭筋，眼輪筋などの顔上半分の筋肉と，口輪筋などの顔下半分の筋肉に分けて評価します．前頭筋を検査するときは，検者の指を見つめてもらい，上方に視線が行くように誘導します（図10）．次に患者に閉眼を指示し，まつげ徴候の有無を調べます（図11）．最後に上下の歯をかみ締めて，「イー」と言ってもらい，鼻唇溝の左右差を確認します（図12）．

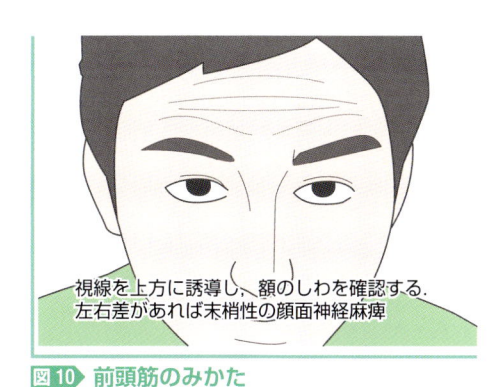

**図10** 前頭筋のみかた
視線を上方に誘導し，額のしわを確認する．左右差があれば末梢性の顔面神経麻痺

**図11** 眼輪筋のみかた～まつげ徴候
両目を閉じて，まつげ徴候の有無を確認する．麻痺側はまつげがはみ出している

**図12** 口輪筋のみかた
鼻唇溝の左右差を確認する．左右差があれば麻痺がある

11．5分でできる神経学的所見

## Myerson徴候

**Myerson徴候**を調べます．患者の眉間を示指か中指でトントンと叩き，10回以上繰り返しても眼輪筋の収縮が続くかどうか検査します（図13）．

## 聴 力

**聴力**は，耳から15cmほどの距離で母指と示指，中指をすり合わせて，聴こえかたに左右差があるかを患者に答えてもらいます（図14）．

## 口蓋垂，軟口蓋

**口蓋垂の偏位**をみるときは，患者に「アー」と言ってもらい，口蓋垂の先端部でなく，基部に着目して左右への偏位を確認し，麻痺の有無などをみます（図15）．続いて，軟口蓋を綿棒もしくは舌圧子で軽く刺激し，**軟口蓋反射**をみます（図16）．

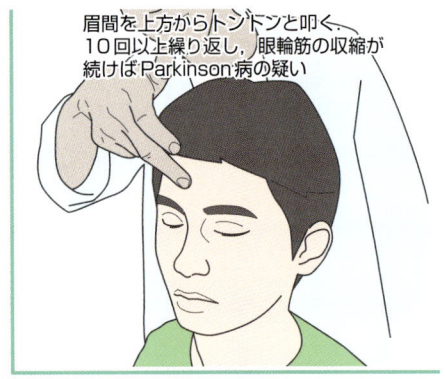

**図13** Myerson徴候のみかた

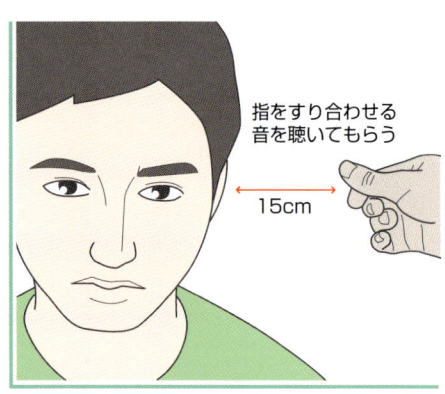

**図14** 聴力のみかた

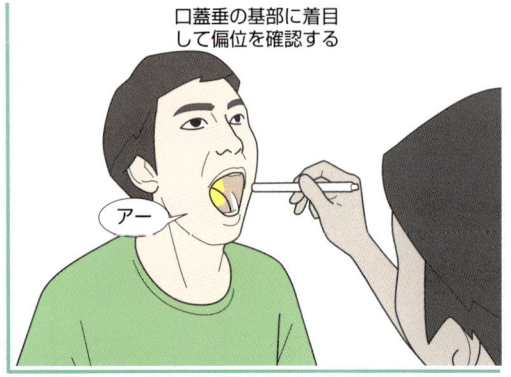

**図15** 口蓋垂のみかた

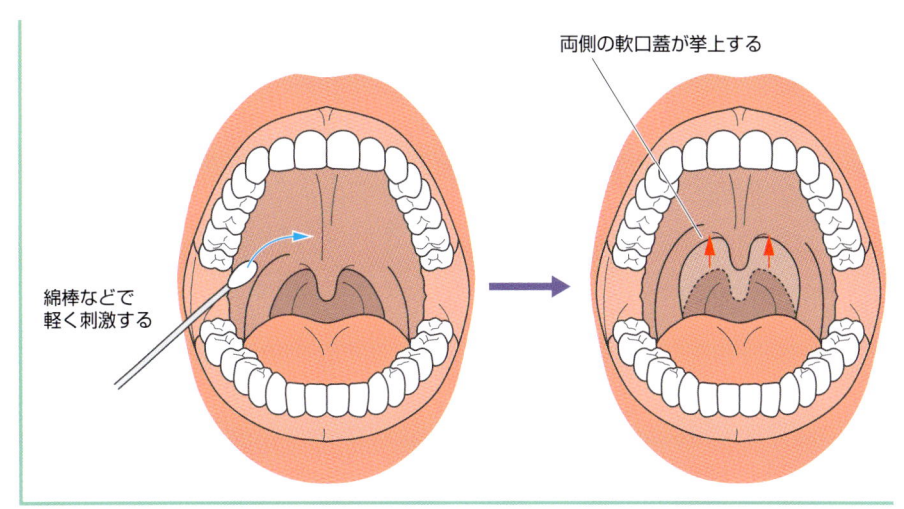

**図16** 軟口蓋反射のみかた

### 構音

　構音は,「パタカパタカパタカ」という発声でスクリーニングします.

### 舌

　舌をみるときは,まず口を開けてもらい,舌を口腔内に自然に置いたままの状態で観察します.次に,舌をまっすぐ出してもらい,左右どちらかに明らかに偏位していないかを確認します(図17).

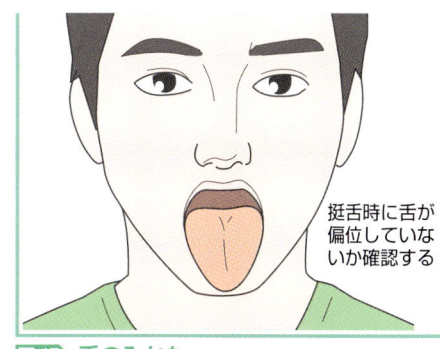

**図17** 舌のみかた

### 上肢の検査

　上肢の視診は,服を着たままでの診察になるので,ここでは前腕から手の遠位部の筋萎縮の確認程度に留めます(図18).
　次に振戦をみます.膝の上に両手を置いた状態で,静止時振戦の有無を確認します(図19).次に,両上肢を手掌を上にして挙上した状態で,姿勢時振戦の有無を確認します(図20).そして今度は,両手首を背屈してもらい,羽ばたき振戦の有無を確認します(図21).
　最後に筋力と錐体路症状をみます.閉眼したまま手掌を上にして両上肢を前方に挙上してもらいます.そのまま水平に保つように指示し,Barré徴候を検査します(図22).Barré徴候で錐体路症状と上肢近位筋の筋力のスクリーニングを行います.遠位筋の筋力は,長母指外転筋(abductor pollicis longus:APL)でスクリーニングします.手首を背屈してじゃんけんの「パー」のように手を開いてもらい,親指を手掌と同一面上で外転させて検査します(図23).

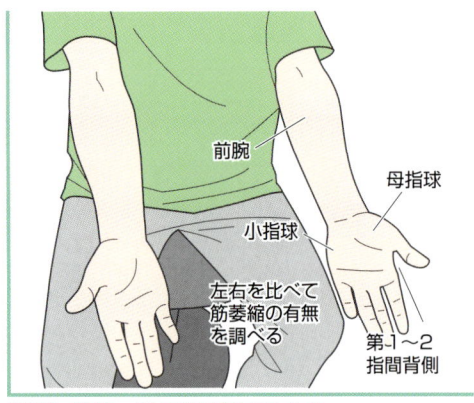

**図18** 前腕～手の筋萎縮のみかた

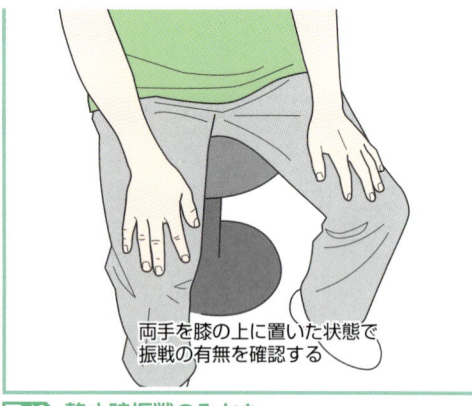

前腕
母指球
小指球
左右を比べて筋萎縮の有無を調べる
第1〜2指間背側

**図19** 静止時振戦のみかた

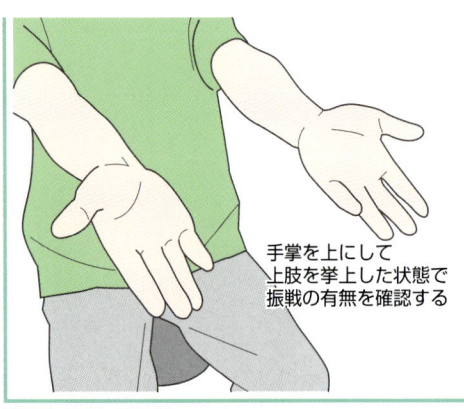

両手を膝の上に置いた状態で振戦の有無を確認する

**図20** 姿勢時振戦のみかた

手掌を上にして上肢を挙上した状態で振戦の有無を確認する

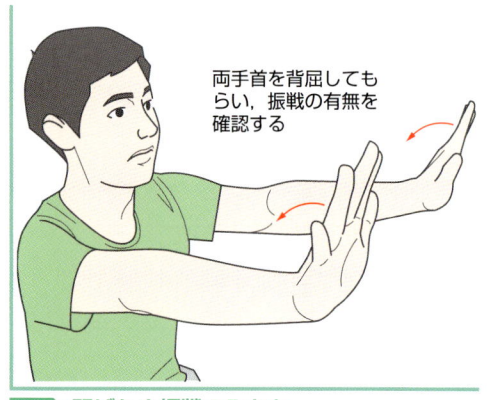

**図21** 羽ばたき振戦のみかた

両手首を背屈してもらい，振戦の有無を確認する

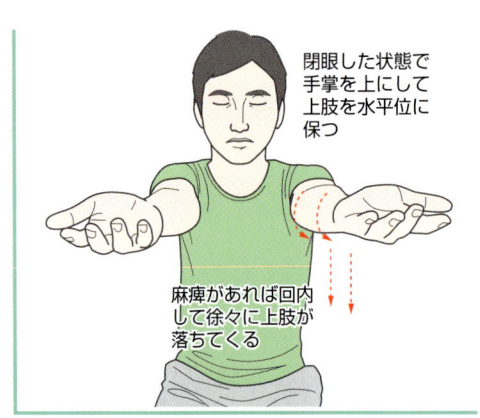

**図22** Barré徴候のみかた

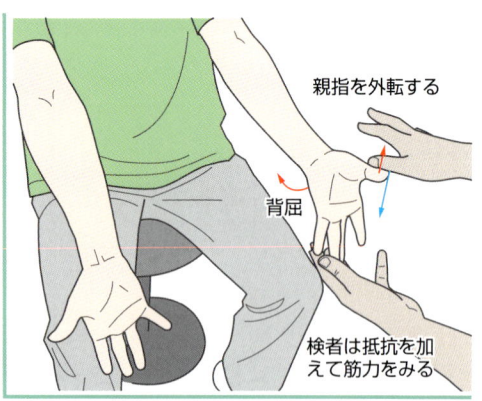

閉眼した状態で手掌を上にして上肢を水平位に保つ

麻痺があれば回内して徐々に上肢が落ちてくる

**図23** APLの筋力のみかた

親指を外転する
背屈
検者は抵抗を加えて筋力をみる

## 指鼻試験

指鼻試験で**協調運動**をみます．閉眼して両上肢を伸ばした状態から，合図と同時に素早く両方の示指を鼻に持っていくように指示します（図24）．

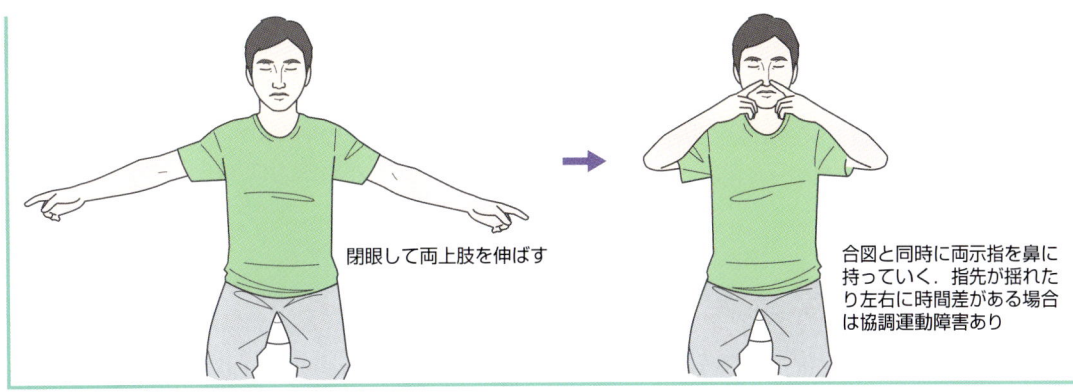

**図24** 指鼻試験

閉眼して両上肢を伸ばす

合図と同時に両示指を鼻に持っていく．指先が揺れたり左右に時間差がある場合は協調運動障害あり

ここで診察室の椅子から立ち上がってもらい，歩行の診察に移ります．

## 歩　行

**歩行**をみるときはまず，1歩目の踏み出しに支障がないか確認します．次に足の運びに左右差がないか観察します．最低5歩以上歩いてもらい，歩幅をチェックします（図25）．通常の歩行が可能であることを確認したら，つぎ足歩行をみます（図26）．「綱渡りをするように」と声をかけるとよいでしょう．平均台の上を歩くように歩いてもらいます．

歩行の診察が済んだら，ベッドの上に仰臥位になってもらいます．

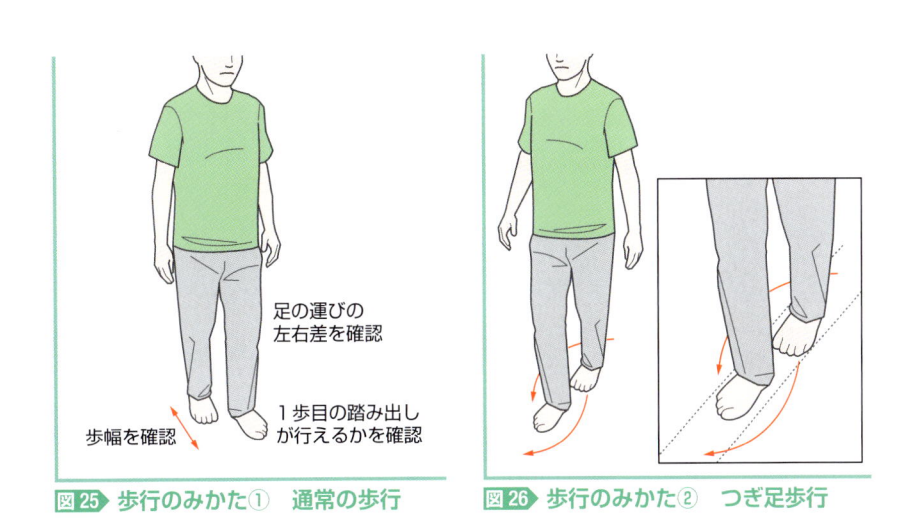

**図25** 歩行のみかた①　通常の歩行

足の運びの左右差を確認
1歩目の踏み出しが行えるかを確認
歩幅を確認

**図26** 歩行のみかた②　つぎ足歩行

## 下肢の検査

**下肢の視診**をするときは，まず，近位と遠位それぞれ左右を比べて差がないかを調べます．

次に下肢の肢位異常の有無をみます．ここでは，下肢が外旋位になっていないかを確認します．片麻痺の場合，外旋位をとっていることがあります（図27）．

次に**筋力と錐体路症状**をみます．股関節と膝関節を90°に屈曲させた肢位になってもらい，Mingazzini試験を行います（図28）．この試験で錐体路症状と下肢近位筋の筋力低下をスクリーニングします．徒手筋力テストは前脛骨筋で行います（図29）．前脛骨筋は，上位ニューロン障害，すなわち脳卒中の不全麻痺でも低下しやすい筋であるため，遠位筋の筋力低下と併せてスクリーニングが可能です．

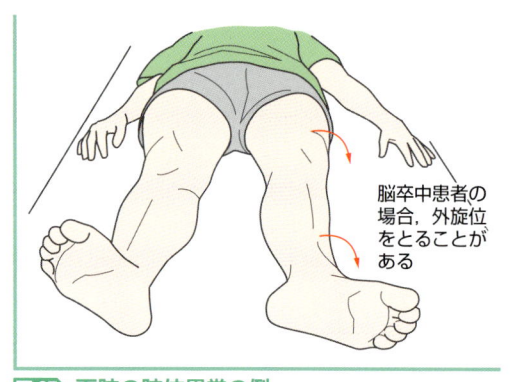

図27 下肢の肢位異常の例

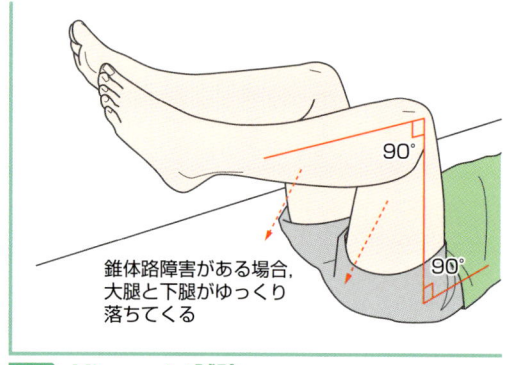

図28 Mingazzini試験

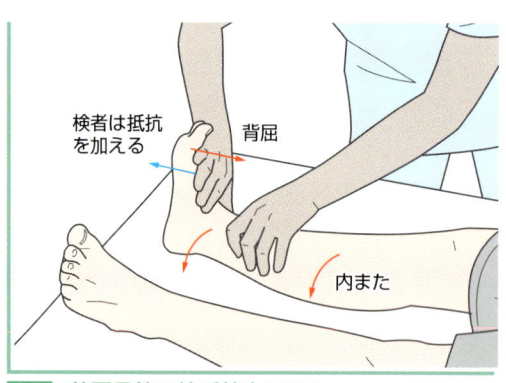

図29 前脛骨筋の徒手筋力テスト

## 膝踵試験

膝踵試験で**協調運動**をみます．患者に両足を少し開いてもらいます．一方の足の踵をもう一方の膝に当てます．続いてその踵を脛に沿ってくるぶしのところまで滑らせ（図30），踵がくるぶしまで到達したら，元の位置に足を戻してもらいます．これを左右交互に2～3回繰り返します．

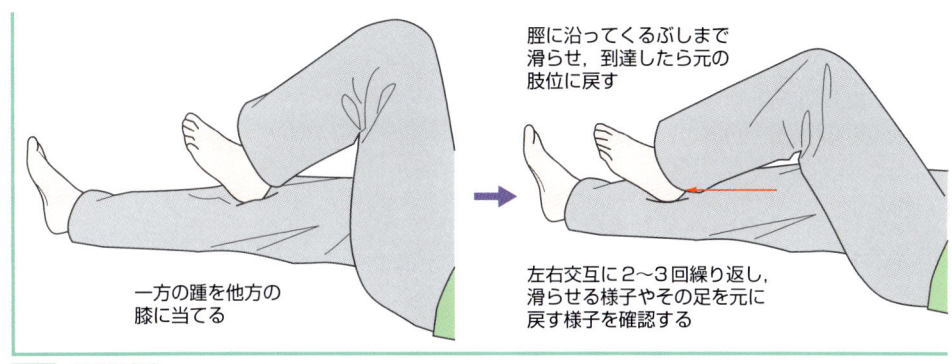

**図30 膝踵試験**

・一方の踵を他方の膝に当てる
・脛に沿ってくるぶしまで滑らせ，到達したら元の肢位に戻す
・左右交互に2～3回繰り返し，滑らせる様子やその足を元に戻す様子を確認する

## 体性感覚

　表在感覚の検査は，簡略化して，まず上肢，下肢の遠位部の左右差を確認し，次に上肢と下肢を比較します．

　**触覚**は，捻ったティッシュペーパーで皮膚表面を軽く触れて検査します．**痛覚**は，クリップの先端かアルコール綿のパックの角を用いて調べます（**図31**）．

　深部感覚は，ここでは**振動覚**のみとします．まず，音叉を胸骨に当てます．胸骨の振動覚が障害されることはないので，「振動を感じますか」と胸骨の振動がわかるかどうかを患者に確認します．確認できたら，最も障害されやすい足の母指でスクリーニングをします（**図32**）．母指の爪の上に音叉を置き，指腹面に検者の手指を当てて伝わってくる振動と患者の訴えを比較します．

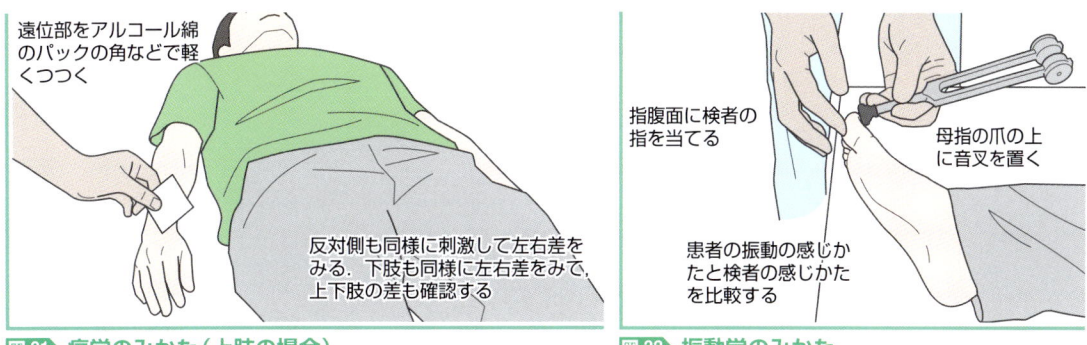

**図31 痛覚のみかた（上肢の場合）**
・遠位部をアルコール綿のパックの角などで軽くつつく
・反対側も同様に刺激して左右差をみる．下肢も同様に左右差をみて，上下肢の差も確認する

**図32 振動覚のみかた**
・指腹面に検者の指を当てる
・母指の爪の上に音叉を置く
・患者の振動の感じかたと検者の感じかたを比較する

## 反射

　**反射**は，左右差，上肢と下肢の差，上肢や下肢のそれぞれの腱反射の中の差に着目して検査を行います（**図33**）．Babinski徴候は，Chaddockの手技を用いて調べます．ハンマーの柄などを，足の外縁を外果の後方から下方にかけて外果を囲むように這わせて検査します（**図34**）．

a. 下顎反射　　　　　　　　　b. 上腕二頭筋反射

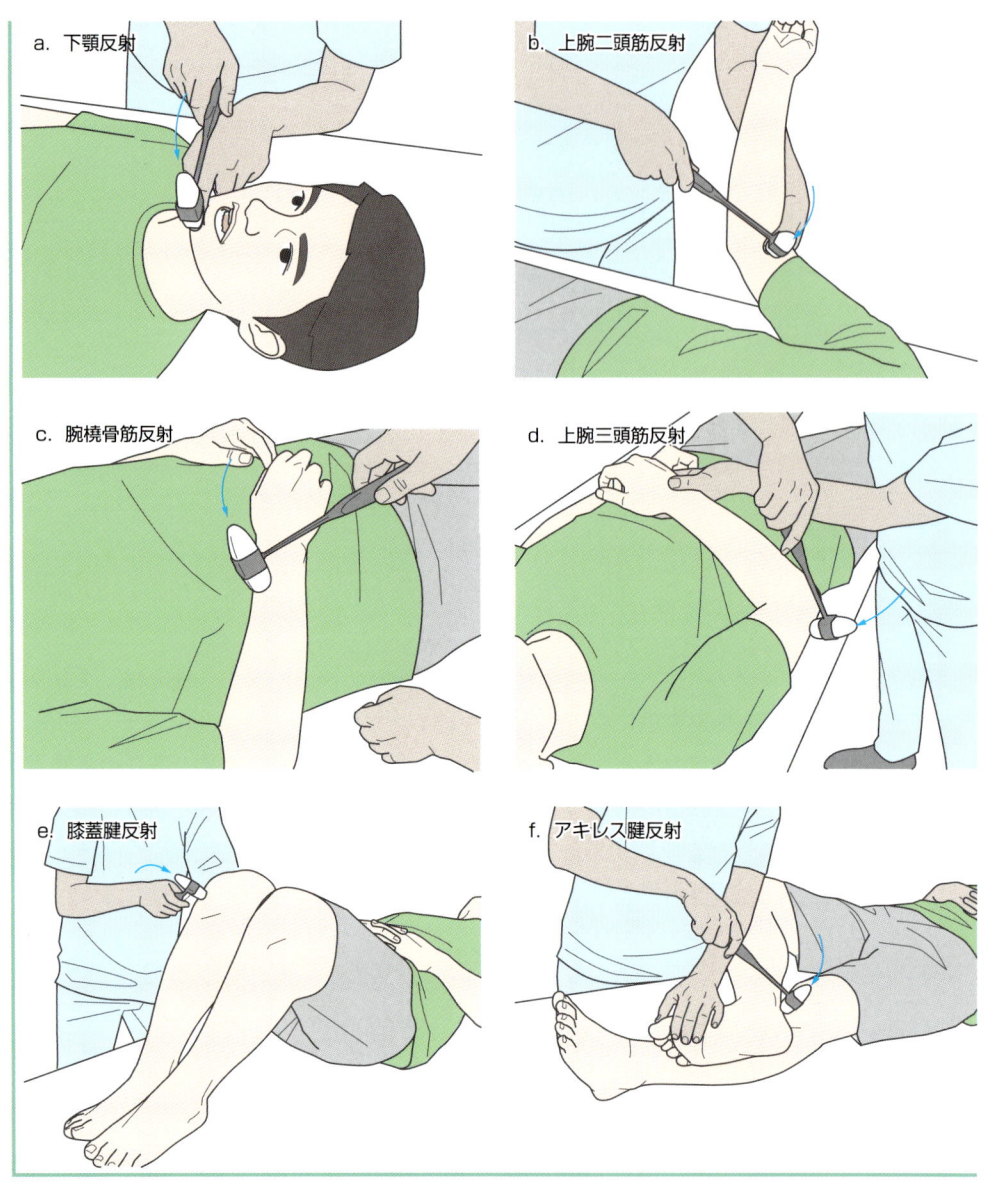

c. 腕橈骨筋反射　　　　　　　d. 上腕三頭筋反射

e. 膝蓋腱反射　　　　　　　　f. アキレス腱反射

**図33** 腱反射のみかた

外果の後方から下方にかけて，外果を囲むように刺激を加える

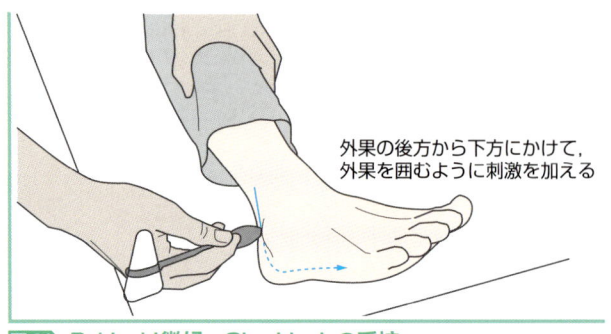

**図34** Babinski徴候－Chaddockの手技

## 優位半球のスクリーニング

　時計を用いた**失語**のスクリーニングを行います．患者の目の前に「時計」や「鍵」などの物品を置いて，「時計はどれですか」と聞き，物品を選んでもらいます（図35a）．次に，患者の目の前に「時計」の現物を差し出して，それが何か答えてもらいます（図35b）．

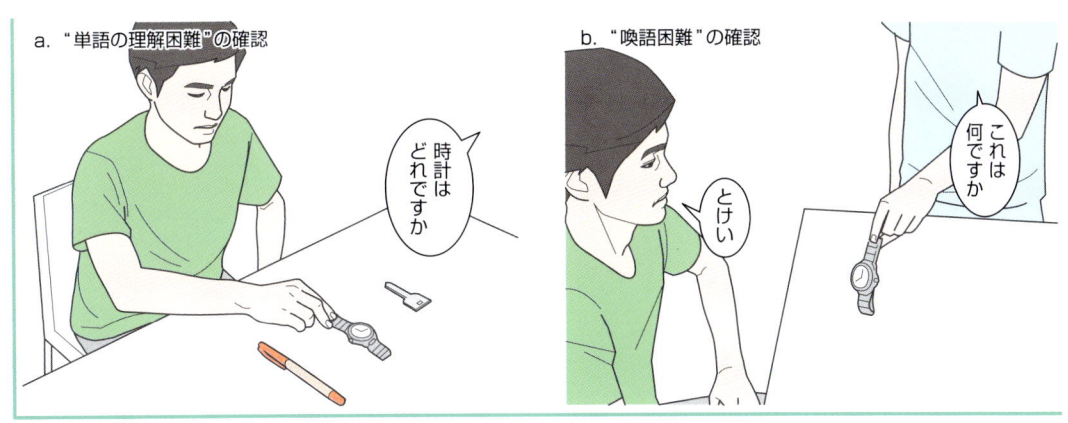

a. "単語の理解困難"の確認
　時計はどれですか

b. "喚語困難"の確認
　とけい
　これは何ですか

図35　失語のみかた

## 劣位半球のスクリーニング

　聴診器を用いて**失認**のスクリーニングを行います．聴診器の両端を持って，患者に聴診器の真ん中を指差してもらいます（図36）．

聴診器の両端を持ってピンと張る
真ん中に指を置いてください

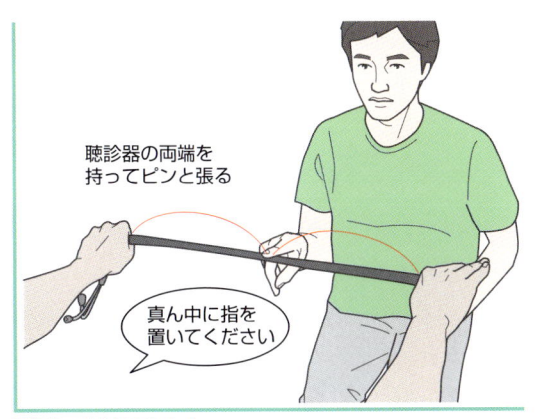

図36　失認のみかた

　以上の18項目ですが，"慣れれば" 3分ほどでスクリーニングが可能かと思います．特に反射は慣れないと時間がかかってしまうかもしれませんね．また，異常が見つかるとそこで立ち止まってしまうので，当然時間はかかるでしょう．あくまでもざっとみるための方法として覚えておいてください．

# index

## 欧文索引

AP 46
APB 46
APL 45, 101
arm-dropping test 88
Babinski徴候 84, 90
Barré試験（下肢） 58
Barré徴候（下肢） 58
　――（上肢） 41, 101
Brown-Séquard症候群 73
Brudzinski徴候 5
Bruns眼振 28
CDT 94
Chaddockの手技 84
clock drawing test 94
Dix-Hallpikeの変法 30
drop hand 36
eyeball tenderness 1
Frenzel眼鏡 29
Hoffmann反射 80
Hoover徴候 58
Horner症候群 9
Japan coma scale 86
JCS 86
Jendrassikの増強法 80
jolt accentuation 1
Kernig徴候 4
Lasègue徴候 56
Mann-Wernicke肢位 36
Marcus Gunn反射 10
Mingazzini試験 57, 104

Mini-Cog 94
MLF症候群 16
Ménière病 30
Myerson徴候 23, 100
one-and-a-half症候群 17
Parkinson病 23
　――の振戦 38
　――の手 36
Rinne試験 23
Valleix圧痛点 56
Weber試験 24
Wernicke-Mann肢位
　→Mann-Wernicke肢位

## 和文索引

### あ行

アキレス腱反射 82
位置覚 68
運動覚 68
嚥下障害 33
音韻性錯語 91
温度覚 67

### か行

開口 21
外転神経麻痺 13, 15
海綿静脈洞症候群 17
下顎神経 18
下顎反射 76
角膜反射 20
下肢のBarré試験 58

下垂体腫瘍 8
下腿三頭筋 61
滑車神経麻痺 16
カーテン徴候 32
眼位 97
感音性難聴 24
感覚解離（顔面） 20
感覚レベル 73
眼球運動 14, 97
眼球陥凹 9
顔筋 99
眼筋麻痺 15
喚語困難 91
緩徐相 26
眼振 26
　――様運動 26
眼神経 18
関節覚 68
間接反射 10
観念運動失行 92
観念失行 92
顔面の感覚 99
　――解離 20
丸薬を丸めるような振戦 38
眼輪筋 22
眼裂狭小 9
記憶障害 94
逆Lasègue徴候 57
球後視神経炎 8
急速相 26
協調運動 48, 103, 104
共同偏視 12

筋トーヌス　39, 90
筋力評価　43
クモ膜下出血　2
痙　縮　40, 54
痙性対麻痺　53
決闘者徴候　38
腱反射　75
　　──の増強法　75
構　音　34, 101
　　──障害　34
口蓋垂の偏位　100
構成失行　92
項部硬直　2
口輪筋　22
固　縮　40, 55

### さ 行

猿　手　36
三叉神経脊髄路核　19
三叉神経の支配領域　18
散　瞳　10
視床の眼　12
姿勢時振戦　38, 101
舌の萎縮　35
舌の偏位　35
舌の攣縮　35
膝蓋腱反射　80
膝屈筋群　61
失　語　90
失　行　92
失構音　91
失　認　93
視　野　6, 96
　　──欠損　7
尺骨神経　36
　　──支配　47

斜偏視　12
重症筋無力症　9
縮　瞳　10
主知覚核　19
純回旋性眼振　28
上顎神経　18
上眼窩裂症候群　17
小指球の萎縮　36
上肢のBarré徴候　41
上腕三頭筋　44
　　──反射　78
上腕二頭筋　43
　　──反射　77
触　覚　67, 99, 105
除脳硬直　53, 88
除皮質硬直　53, 88
視　力　6
振　戦　38, 101
振動覚　67, 105
深部感覚　67, 105
垂直注視眼振　28
髄膜炎　2
髄膜徴候　1
すくみ足　62
静止時振戦　38, 101
正中神経支配　47
正中神経麻痺　36
線維束攣縮　35
前脛骨筋　60, 104
前頭筋　21
増強法（腱反射）　75
測定過大　48
側方注視眼振　28

### た 行

第1～2指間背側の筋萎縮

　36
第5手指徴候　42
対光反射　10, 97
対座法　6
体性感覚　65, 105
大腿四頭筋　60
垂れ手　36
短母指外転筋　46
注視眼振　26
注視麻痺　16
長母指外転筋　45, 101
腸腰筋　59
聴　力　23, 100
直接反射　10
痛　覚　67, 99, 105
つぎ足歩行　63, 103
定方向性水平回旋性眼振
　28
デルマトーム　70
伝音性難聴　24
頭位性眼振　29
頭位変換性眼振　30
動眼神経麻痺　13, 15
瞳　孔　10
　　──径　97
橈骨神経支配　47
糖尿病性動眼神経麻痺　17
動揺歩行　63
徒手筋力テスト（下肢）　59

### な 行

内側縦束症候群　16
軟口蓋　32
　　──反射　32, 100
　　──偏位　32
人形の目試験　87

## は 行

歯車様硬直　40
パタカパタカパタカ　34
鼻指鼻試験　50
羽ばたき振戦　39
反　射　75, 90, 105
半側空間無視　93
反復唾液嚥下テスト　33
膝踵試験　50, 104
鼻唇溝　99
ヒステリー性の片麻痺　58
表在感覚　65, 105
病態失認　93
輻輳調節反射　11
不随意運動　38
振り子様眼振　26
閉眼足踏み試験　64
片麻痺性歩行　62
歩　行　62, 103
母指球の萎縮　36
母指-示指間背側の筋萎縮　36
母指内転筋　46
本態性振戦　38

## ま 行

まつげ徴候　99
水飲みテスト　33
　──時の聴診　33

## や 行

優位半球　90, 107
指こすり法　23
指鼻試験　48, 103

## ら 行

理解障害　90
良性頭位変換性めまい　30
劣位半球　93, 107

## わ 行

腕橈骨筋反射　78

検印省略

カラーイラスト図解
## 手軽にとれる神経所見

定価（本体 4,500円 + 税）

2011年1月15日　第1版　第1刷発行
2012年10月7日　　同　　第5刷発行

著　者　　塩尻　俊明
　　　　　しおじり　としあき
発行者　　浅井　宏祐
発行所　　株式会社 文 光 堂
　　　　　〒113-0033　東京都文京区本郷7-2-7
　　　　　TEL（03）3813-5478（営業）
　　　　　　　（03）3813-5411（編集）

ⓒ塩尻俊明，2011　　　　　　　印刷・製本：真興社

乱丁，落丁の際はお取り替えいたします．
ISBN978-4-8306-1539-9　　　　　　　　Printed in Japan

・本書の複製権・上映権・譲渡権・翻訳権・翻案権・送信にかかわる権利・電子メディア等で利用する権利は，株式会社文光堂が保有します．
・本書を無断で複製する行為（コピー，スキャン，デジタルデータ化など）は，私的使用のための複製など著作権法上の限られた例外を除き禁じられています．大学，病院，企業などにおいて，業務上使用する目的で上記の行為を行うことは，使用範囲が内部に限られるものであっても私的使用には該当せず，違法です．また私的使用に該当する場合であっても，代行業者等の第三者に依頼して上記の行為を行うことは違法となります．
・JCOPY〈（社）出版者著作権管理機構 委託出版物〉
本書を複写（コピー）される場合は，そのつど事前に（社）出版者著作権管理機構（電話 03-3513-6969, FAX 03-3513-6979, e-mail：info@jcopy.or.jp）の許諾を得てください．